# 牙髓病学概览

## Endodontology at a Glance

原 著 ［英］Alix Davies

BDS (Hons), MFDS, MJDF, MClinDent, MEndo Specialist in Endodontics/ Clinical Tutor
King's College London Dental Institute & Specialist Practice, London, UK

［英］Federico Foschi

BDS, MSc, PhD, FDS, FHEA Consultant/Honorary Senior Lecturer in Endodontics
King's College London Dental Institute & Specialist Practice, London, UK

［英］Shanon Patel

BDS, MSc, MClinDent, MRD, PhD, FDS, FHEA Consultant/Honorary Reader in Endodontics
King's College London Dental Institute & Specialist Practice, London, UK

主　　译　刘　英

副 主 译　彭艳霜　郑凯月　张　婷

译　　者　杨连杰　吴登旬　张伟芳　肖　倩　贺婵娟

　　　　　张倩雨　肖　莉

中国出版集团有限公司

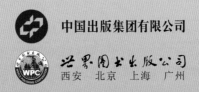

世界图书出版公司

西安　北京　上海　广州

**图书在版编目（CIP）数据**

牙髓病学概览／（英）阿利克斯·戴维斯（Alix Davies），（英）费德里科·福斯基（Federico Foschi），（英）香农·帕特尔（Shanon Patel）著；刘英主译. —— 西安：世界图书出版西安有限公司，2023.4

书名原文：Endodontology at a Glance

ISBN 978 - 7 - 5232 - 0294 - 4

Ⅰ. ①牙…　Ⅱ. ①阿…②费…③香…④刘…　Ⅲ. ①牙髓病 - 诊疗　Ⅳ. ①R781.3

中国国家版本馆 CIP 数据核字（2023）第 051615 号

| | |
|---|---|
| 书　　名 | 牙髓病学概览<br>YASUIBINGXUE GAILAN |
| 原　　著 | ［英］Alix Davies　［英］Federico Foschi　［英］Shanon Patel |
| 主　　译 | 刘　英 |
| 责任编辑 | 马元怡 |
| 装帧设计 | 绝色设计 |
| 出版发行 | 世界图书出版西安有限公司 |
| 地　　址 | 西安市雁塔区曲江新区汇新路 355 号 |
| 邮　　编 | 710061 |
| 电　　话 | 029 - 87214941　029 - 87233647（市场营销部）<br>029 - 87234767（总编室） |
| 网　　址 | http://www.wpcxa.com |
| 邮　　箱 | xast@ wpcxa.com |
| 经　　销 | 新华书店 |
| 印　　刷 | 西安金鼎包装设计制作印务有限公司 |
| 开　　本 | 889mm × 1194mm　1/16 |
| 印　　张 | 7 |
| 字　　数 | 210 千字 |
| 版次印次 | 2023 年 4 月第 1 版　2023 年 4 月第 1 次印刷 |
| 版权登记 | 25 - 2023 - 043 |
| 国际书号 | ISBN 978 - 7 - 5232 - 0294 - 4 |
| 定　　价 | 108.00 元 |

医学投稿　　xastyx@163.com ‖ 029 - 87279745　029 - 87285296
（如有印装错误，请寄回本公司更换）

# 译者序

    牙髓病学是研究牙髓与根尖周组织疾病的病因、诊断以及治疗的一门科学，其主要目的是保存天然牙，恢复其功能和美观。牙髓病学虽然是一门古老的学科，但随着患者对美观的要求不断提高，科学技术的发展，人们认识不断深化，临床医师眼界不断开阔，人类对自身的认识也不断提升。机用镍钛旋转器械、手术显微镜在牙髓疾病诊治中的广泛应用，极大地提高了牙髓病医师的临床工作效率和治疗效果，使根管治疗成功率大为提高，也使得许多过去无法治疗的牙齿获得痊愈。这些新成就、新业务、新技术在本书中均有所反映。

    本书由国际知名牙体牙髓病学专家Alix Davies、Federico Foschi、Shanon Patel共同完成，是一本提供给口腔医学领域特别是牙体牙髓专业领域医生的著作。书中详细介绍了关于牙髓疾病的病因、诊断、治疗、并发症，以及如何预防、后期处理措施等。每一个章节内容逻辑层次清晰，语言简洁精炼，便于理解记忆。书中配有大量清晰的插图，包括图表、X线片、临床图片等，本书对口腔临床医生来说是一本实用性极强的经典专业著作。正是基于以上诸多优点，促使我们将其翻译成中文，并真诚地呈现给读者，也期待本译著成为牙体牙髓临床医生的良师益友，为医生的临床实践工作提供一定的帮助和启发。

    从翻译初稿到终稿完成，每一位译者在工作之余花了大量时间精推细敲。几经修订才将本书呈现在读者面前。在翻译过程中我们既忠实原著，又符合中文习惯，保证表述流畅。尽管我们已全力以赴，但译者可能对原文理解偏差，难免有疏忽和不妥之处，真诚希望读者及时给予指正。

    参加翻译工作的是川北医学院口腔医学系牙体牙髓科医师和研究生，他们无不竭尽全力，精益求精。在此，我要感谢参与本书翻译的每一位译者，彭艳霜、郑凯月、张婷、杨连杰、吴登旬、张伟芳、肖倩、贺婵娟、张倩雨、肖莉。对于他们所给予的支持、所做的工作表示衷心的感谢。感谢他们的无私奉献和精益求精的工作作风。

刘 英

川北医学院

# 郑重声明

本书的内容旨在进一步促进科学研究，并不为特定患者推荐或推广特定的诊断、治疗方法。出版商、作者、译者没有就本书内容的精确性和完整性作任何保证，并且明确否认任何负责任的保证，例如针对特定目的健康和疗效的保证。针对正在进行的研究、设备升级、仪器更新换代、政府法规的变化、设备和用药等信息的不断完善，有读者要求审查和评估其包含的详尽信息例如每种药物、设备和装置的各种信息，并希望对部分问题提供详细的指示、警告和预防措施，对于这种情况读者应适当咨询专家。任何组织或网站在本书中被引用时，并不意味着作者或出版商认可该组织或网站提供或建议的任何信息。读者还应意识到，本书所列的互联网网站在著书和阅读时可能发生变化甚至消失，本作品的任何推广声明，不为其提供任何担保。无论是出版商还是作者，都不对由此产生的任何损害负责。

# 致　谢

Alix 将这本书献给她的丈夫 Paul、她的孩子 James 和 Isobel，以及她的父母 Leigh 和 John。

Federico 将这本书献给 Martina、Alessandro 和 Arianna。

Shanon 将这本书献给 Almas、Genie 和 Zarina。

# 配套网站

本书网站：

www.wiley.com/go/davies/endodontology

你可以通过交换式练习来提高自己

# 目 录

## 第 5 部分　根管治疗的结果

## 第 6 部分　牙髓病与其他口腔疾病

## 第 7 部分　外　伤

## 第 8 部分　风险管理

# 牙体牙髓病的疾病进程

# ① 牙体牙髓病的病因及并发症

牙髓炎是牙髓的炎症，而根尖牙周炎是根尖周围组织的炎症，包括牙周韧带和牙槽骨。炎症可以是急性的，也可以是慢性的。

## 急性炎症

急性炎症的特征是：红、肿、热、痛、功能障碍。

急性炎症区域发红发热是由该区域血管扩张和血流增加造成的。肿胀是由含有中性粒细胞和炎症介质的组织渗出物的积累引起的（表1.1）。渗出物的目的是稀释毒素，同时，中性粒细胞通过吞噬作用吞噬病原体。疼痛是由于肿胀压迫神经末梢；某些化学介质也能刺激疼痛感受器。肿胀和疼痛会导致炎症区域的功能障碍。

## 慢性炎症

急性炎症可通过去除损伤性刺激而逆转。然而，如果刺激持续存在，急性炎症就会发展为慢性炎症。慢性炎症是持续的组织损伤和组织修复的结果，组织修复是宿主为了消除疾病而引起的反应。巨噬细胞是慢性炎症的主要效应细胞之一。它们分泌各种炎症介质，并在吞噬和抗原提呈中发挥作用。淋巴细胞通过与外来抗原结合来识别外来抗原，然后通过细胞介导免疫（T淋巴细胞）或体液免疫（B淋巴细胞）进行增殖，产生免疫反应。症状通常局限于慢性炎症阶段。

## 根尖周炎的病因

根尖周炎是由牙髓细菌感染引起的。在一个健康的牙齿上，牙髓牙本质复合体被其上覆盖着的牙釉质和牙骨质所保护使其免受口腔微生物的侵害。然而，这些保护层会被龋病、隐裂或牙折、牙齿磨损、修复或牙周手术所破坏，从而产生微生物的入口。

随着细菌渗入牙本质，其释放的毒性产物可通过牙本质小管引起牙髓炎症反应。牙髓相应防御机制是形成第三期牙本质作为额外保护层。增加的牙本质小管内矿物沉积也可能降低牙本质的渗透性（图1.1）。然而，一旦微生物渗入牙本质深层，其产生的毒素就会引起严重的牙髓炎症。如果不提供治疗，细菌最终会入侵并在牙髓中繁殖。牙髓由坚硬牙本质围绕，因此不能扩张以容纳大量的液体渗出，同时也缺乏足够的侧支循环，这些因素限制了牙髓对损伤作出有效反应。髓内的炎症最初是可逆的，去除刺激物就可以消除炎症。然而，由于免疫激发，牙髓炎症将不可修复，发展为不可复性牙髓炎和渐进性牙髓坏死。

此外，修复手术还可能"推动"预先存在牙髓炎症的牙齿形成不可复性牙髓炎。这是由于手术切割牙体组织等导致的过度产热、干燥或者充填材料等对牙髓牙本质复合体的化学刺激所引起的。如果不使用橡皮障，或安放了不良的临时修复体，也会发生微渗漏。当修复手术接近牙髓且牙本质具有通透性时，发生永久性损伤的风险更高。

感染根管是细菌定植的理想环境，因为它提供了温暖、潮湿、营养和厌氧的环境。氧气的减少也筛选出了具有侵略性的厌氧性病原体。由于坏死组织中没有血液循环，使得微生物受到保护，能避免受到宿主的防御。微生物从坏死牙髓组织、神经根周围组织液、唾液和其他细菌的代谢产物中获取营养。

随着时间的推移，根管内的细菌会沿着根管向根尖进展，产生的毒素和代谢产物通过根尖孔刺激根尖周组织，引起炎症反应，通过释放炎症介质可刺激破骨细胞分化。这将造成根尖周牙骨质及牙槽骨吸收破坏，产生一个由慢性炎症细胞包绕的根尖病变区域。这一阶段的疾病被描述为慢性根尖周炎，并伴有牙髓感染坏死（图1.2）。

　　根管治疗的目的是减少细菌负荷和封闭根管以防止细菌进一步进入。然而，如果消毒不充分，慢性炎症可能会持续存在，微生物停留在足以刺激炎症反应的水平。如果根管治疗后，

牙齿的根管系统和冠方没有完全封闭，细菌就会再次进入，导致根尖炎症复发。很难确定炎症发生的原因是细菌的持续存在还是细菌的再次进入或者两者兼具。这一阶段的疾病被描述为慢性根尖牙周炎，伴有感染的根管充填（图1.3）。

　　在某些情况下，细菌可以通过根尖孔引起化脓性改变，表现为急性根尖周脓肿或慢性窦道。

表 1.1　急性炎症介质的作用

| 介质 | 来源 | 作用 |
| --- | --- | --- |
| 组胺 | 肥大细胞，嗜碱性粒细胞 | 血管扩张，通透性增加 |
| 前列腺素 | 肥大细胞，白细胞 | 血管扩张 |
| 白细胞三烯 | 肥大细胞，白细胞 | 通透性增强，白细胞趋化和黏附性增强 |
| 血小板激活因子 | 肥大细胞，白细胞 | 血管舒张，通透性增强 |
| 细胞因子（IL-1,TNF） | 肥大细胞，巨噬细胞 | 内皮细胞活化，成纤维细胞增殖，中性粒细胞趋化 |
| 一氧化氮 | 巨噬细胞，内皮细胞 | 血管舒张 |
| 补体 | 血浆 | 白细胞趋化和活化 |
| 激肽 | 血浆 | 血管舒张，通透性增强 |
| 纤维蛋白原 | 血浆 | 中性粒细胞的趋化和迁移 |

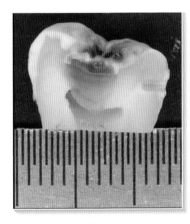

图 1.1　显示龋病的牙切片。在龋损和牙髓之间，可以见到第三期牙本质沉积及牙本质小管内硬化。资料来源：Ahmed Ali 提供

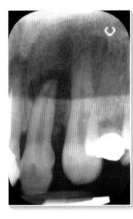

图 1.2　22 根尖片示慢性根尖周炎，并伴有牙髓感染坏死

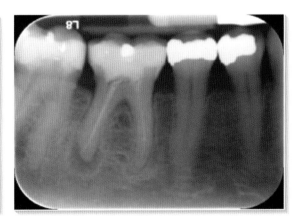

图 1.3　46 根尖片示慢性根尖周炎，并伴有根管充填

# 2 根尖周炎的微生物学

## 细菌检测采用何种取样方法

根尖周炎是由根管内微生物及其毒素产物的存在而引起的进行性炎症、牙髓坏死，以及根尖周组织的炎症。根管治疗的目的是减少微生物负荷，使身体产生有效的免疫反应，促进愈合。因此，确定根尖周炎患者的牙根管内存在哪些微生物对于了解疾病的发展以及如何控制是很重要的。

根管微生物的分离和检测方法分为培养和分子技术（表2.1）。每个病例都必须从根管中取出样本，通常是用吸潮纸尖法来完成的。通常只允许取样存在于主根管腔内的微生物。吸潮纸尖有助于收集管壁上的"碎片"。从牙本质小管和根管峡部收集细菌是非常困难的。

### 培 养

将样品放在培养基中，该培养基既能保持其活性，又不会促进生长。然后将这些微生物分布在琼脂培养基上或在需氧或厌氧条件下的培养基中培养。通过评估微生物特征，包括菌落和细胞形态、对氧的耐受性、革兰氏染色和代谢最终产物分析来识别菌种。对微生物进行的其他测试包括对某些抗生素的敏感性、氧耐受性和细胞壁轮廓。

### 分子技术

分子技术不需要进行微培养就能进行微生物鉴定。它能更可靠地识别细菌，包括那些表型不明确的菌株。真菌可以通过18S RNA基因被识别。将临床样本溶解，提取DNA，并添加特定的核酸探针（引物）来互补被研究的目标物种。如果目标物种存在，杂交就会发生。然后用聚合酶链反应将DNA扩增到可以检测到的水平。如果样本中没有目标物种，就不会发生杂交，也不会扩增DNA。电泳和荧光原位杂交目前可用于协助分离和可视化鉴定菌株。

## 哪些细菌导致根尖牙周炎

培养技术和分子生物学技术已揭示了400多种微生物的存在。在原发性和顽固性根尖周炎中，有不同的细菌占据主导地位（表2.2）。

## 细菌在根管系统中的何处

细菌存在于以下部位的主根管、副根管、根管峡部和根分叉：

1. 游离的管腔；
2. 管壁是生物膜的一部分；
3. 牙本质小管。

生物膜是一种嵌入多糖基质并附着在固液界面表面的细菌种群（图2.1）。生物膜存在于根管系统中，偶尔存在于根管外。生物膜对微生物有以下好处：

- 更广泛的生长环境：早期的细菌定居者改变了周围环境，增加营养利用，清理代谢废物。这使得其他不能单独生存的细菌能够附着在生物膜上，并形成生物膜的一部分。
- 增加代谢多样性和效率：通过生物膜中一个物种的代谢产物成为另一个物种的主要食物来源，共生于生物膜中的细菌形成了食物网。与单个物种单独的作用相比，不同物种之间的相互作用还允许更有效地分解和利用宿主衍生的基质。
- 逃避宿主防御反应：胞外多糖抵抗宿主炎症细胞的吞噬作用。此外，不同的菌种可以产生不同的酶来中和宿主的炎症介质，也可以使抗菌溶液失活，这些抗菌溶液可在根管治疗中消灭细菌。抗生素通常需要一定程度的细菌活性才能有效。然而，生物膜中的细菌往往生长较慢，处于生长静止阶段的时间较长。这可能导致抗生素耐药性的提高。
- 基因交换：结合、转化和转导等方法可以在生物膜的细菌物种中传播毒力和抗生素抗性基因。
- 提高致病性：具有较低毒性的游离细菌，在其参与生物膜形成时，仍可在引起疾病方面发挥作用。它们的作用是通过提高生物膜对宿主表面的附着性，从宿主获取营养并逃避宿主的防御反应来帮助毒性更强的细菌存活。

## 细菌的种类和定植地对根管治疗有些什么影响

复杂性的根管内感染需要广谱抗生素如次氯酸钠的治疗。抗菌药物应用于生物膜中的细菌效果远不如游离细菌。因此，它们需要以更高的浓度使用，或与超声波荡洗等技术一起使用，以破坏生物膜。虽然药物可直接作用于存在于主根管内的微生物，理想情况下可以通过器械和冲洗来清除，但那些位于侧支根管和牙本质小管中的微生物很难接触到，需要其他治疗策略来清除它们（见第 12 章）。

表 2.1　微生物培养和分子技术的优缺点

| 微生物检测方法 | 优点 | 缺点 |
| --- | --- | --- |
| 培养技术 | ·广泛，允许外来物种的繁殖<br>·可确定微生物的相对数量<br>·使用广泛<br>·可检测细菌的致病性和敏感性 | ·无法培养大量的微生物<br>·某些菌株无法识别<br>·样本需要即刻处理<br>·培养时间长耗费高<br>·低灵敏度 |
| 分子技术 | ·高灵敏度和特异性<br>·可检测可培养和不可培养的微生物<br>·快速的技术<br>·从临床标本中可直接检出菌种<br>·样品可冷冻以备日后分析<br>·可检测已死亡微生物 | ·信息大多是定性的，而定量的信息有限<br>·一次只能检测几种物种<br>·通常仅用于搜寻目标物种<br>·费用昂贵 |

表 2.2　根管原发性感染与继发性感染的比较

| 微生物特性 | 原发性根尖周炎 | 继发性根尖周炎 |
| --- | --- | --- |
| 每根根管中细菌数量 | 1000~100 000 000 | 1000~10 000 000 |
| 每根根管中细菌种类 | 10~20 | 1~5（在处理不当的情况下 10~20） |
| 常见细菌种类（革兰氏阴性） | 梭形杆菌，卟啉单胞菌，普雷沃菌属，螺旋体，弯曲杆菌，韦荣球菌 | 梭形杆菌，普雷沃菌属，弯曲杆菌 |
| 常见细菌种类（革兰氏阳性） | 消化链球菌，放线菌，真菌 | 消化链球菌，丙酸杆菌，乳酸菌，粪肠球菌，放线菌 |
| 真菌的存在 | 极少出现 | 极可能出现 |
| 根管中粪球杆菌的存在 | 出现概率低 | 出现概率高 |

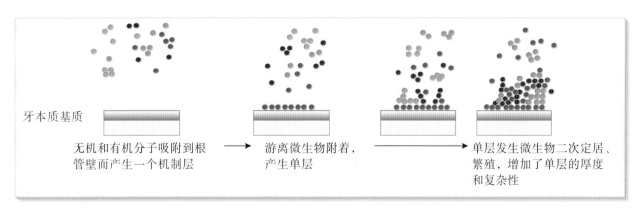

牙本质基质

无机和有机分子吸附到根管壁而产生一个机制层　→　游离微生物附着，产生单层　→　单层发生微生物二次定居、繁殖，增加了单层的厚度和复杂性

图 2.1　生物膜发展阶段

# ③ 再吸收

牙根吸收是由于分解作用而造成的牙齿硬组织的损失。生理性牙根吸收（乳牙列）能让恒牙萌出。恒牙的吸收都是病理性的。

病理学上的再吸收可能是内部的，也可能是外部的，这取决于吸收病灶的位置（图 3.1，图 3.2）。

## 牙内吸收

### 炎症内吸收和替代性内吸收

#### 发病机制和病因学

牙髓 – 牙本质复合体的成牙本质细胞层 / 前期牙本质被破坏，导致矿化牙本质暴露。病因尚不清（表 3.1）。

当冠髓组织因细菌侵入而发炎时，炎症介质会刺激破牙本质细胞从根髓血供中重新聚集。它们与矿化组织结合并发生再吸收。内吸收只会随着细菌的刺激和血液供应提供营养而进展。

当类骨质（类骨）或牙骨质的硬组织（修复期）沉积在吸收腔内时，就发生了替代性内吸收。

#### 临床和影像学表现

● 炎性内吸收可出现牙髓炎和（或）根尖周疾病的症状和（或）体征（表 3.1）。

● 可能是偶然发现的（无症状）。

#### 特殊注意事项

● 建议对可修复的牙齿进行锥形束计算机断层扫描（CBCT），以确定吸收缺陷的性质和程度。

● 可修复的病例建议进行根管治疗。

● 可在根管内放置氢氧化钙，该药能对器械无法触及的部位发挥抗菌作用。

● 用热塑的牙胶封闭，以确保复杂的根管系统被充分压实封闭。

● 如果有穿孔，还需要进行显微手术。

## 牙外吸收

### 暂时性根尖部破坏

#### 发病机制和病因学

坏死组织从受损的根尖部被移除的罕见放射学现象，由局部短暂的炎症反应（如修复反应）引起。

#### 临床和影像学表现

● 变色。

● 最初的牙外伤后不久会出现小的根尖周阴影，但通常在损伤后 3 个月内消失（即修复）。

● 牙髓测试最初可能出现阴性反应。

● 通常在 12 个月内消退。

## 炎性外吸收

### 发病机制和病因学

各种病因（表 3.1）所引致的牙齿损伤，可从外部损害牙骨质，露出下面的矿化牙本质。

损伤还会导致牙髓坏死和随后的细菌感染。细菌毒素通过牙本质小管，引起牙根外部炎症反应。破骨细胞迁移到该区域结合、吸收受损的矿化牙本质。

### 临床和影像学表现

● 表现为牙髓和（或）根尖周疾病的体征和症状或无症状。

● X 片显示牙齿结构的缺失和邻近骨的透射性。通过影像学检查可见根管的轮廓。

● 轻度到中度外部炎症吸收，发生在牙齿的唇或舌侧，多由于 X 线片的二维性质容易漏诊。

### 治疗措施

● 使用氢氧化钙进行根管治疗。

● 如果出现穿孔，有时需要进行显微手术。

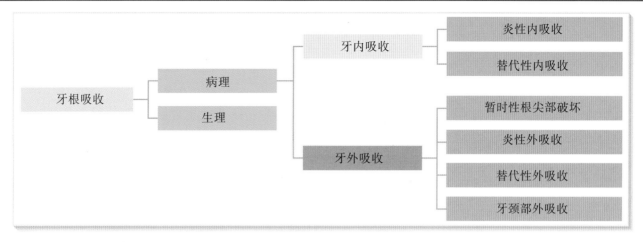

图 3.1　牙根吸收分类

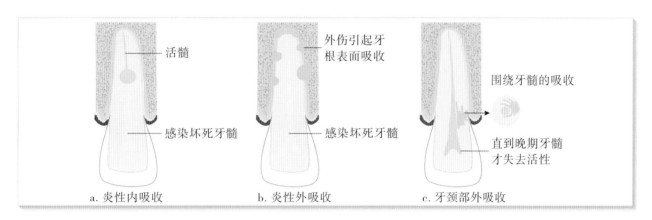

图 3.2　各种吸收病灶的呈现方式示意图

表 3.1　牙根吸收的诱发因素及临床特征

| | 牙内吸收 | | 牙外吸收 | | |
| | 炎性 | 替代性 | 炎性 | 替代性 | 牙颈部 |
|---|---|---|---|---|---|
| 可能的诱发因素 | ·创伤<br>·龋齿<br>·牙齿矫正<br>·牙隐裂<br>·活髓牙的氢氧化钙治疗<br>·牙周感染<br>·活髓牙在修复治疗过程产生的热量 | | ·创伤<br>·牙齿矫正<br>·牙周感染 | | ·创伤<br>·矫正过程<br>·内漂白<br>·外科手术<br>·牙周治疗<br>·磨牙症<br>·发育缺陷 |
| 临床特征 | ·早期有活力，晚期牙髓活力测试无反应<br>·通常无症状<br>·粉红色（罕见） | | ·活力测试无反应<br>·通常无症状 | ·下沉<br>·失去生理动度<br>·叩诊音高亢 | ·位于颈缘<br>·患者 / 医生可能发现粉红色斑点<br>·探诊时大量出血<br>·吸收腔周围有锋利的边缘 |
| 影像学特征 | ·根管的均匀扩大<br>·根管轮廓扭曲<br>·通常无骨吸收<br>·射线可透过（炎性）<br>·斑点（替换性） | | ·偶有影像学表现<br>·根管轮廓清晰完整<br>·射线可透过（炎性）<br>·不透射线（替换性） | | ·偶有影像学表现<br>·射线可透过（早期）斑点（晚期）病变<br>·根管壁可见且完整 |

## 替换性外吸收

牙根病理性地融入牙槽骨的重建过程。

### 发病机制和病因学

在严重的挫入或撕脱伤中，牙周韧带（PDL）被挤压并出现干燥。

受到不可逆损伤的牙周韧带和邻近牙根被破骨细胞吸收，并被邻近牙槽骨的成骨细胞生成的骨"取代"。牙髓组织在吸收过程中没有发挥作用。

### 临床表现

● 牙齿叩诊时有高亢的金属音，进而牙齿生理动度消失。

● 可能没有其他牙髓/牙周疾病的迹象。

● 放射学上的吸收只会在邻面被检测到，部分根被骨组织取代。

### 治疗措施

没有有效的治疗方案，牙齿最终会脱落。

## 牙颈部外吸收（ECR）

### 发病机制和病因学

颈缘上皮附着下的牙骨质受损，使矿化的牙本质暴露于破骨细胞，破骨细胞吸收下面的牙本质。类骨质发生沉积试图修复吸收的牙本质。牙髓组织在牙颈部外吸收过程中没有刺激作用。这些病因因素都没有确凿的证据（表3.1）。

### 诊　断

● 通常无症状，牙髓活力测试有反应，因为直到晚期才涉及牙髓（表3.1）。

● 缺损通常通过探诊或刮治确定。

● 缺损有锐利边缘和坚硬粗糙的底部。

● 探查时大量出血。

● 邻面吸收性病变可偶然在影像学检查中被发现。没有典型的影像学表现。

● 透射影（早期）– 不透射影/斑点（晚期）。根管完好无损。

### 治疗措施

治疗取决于缺损部位、可恢复性和可达性。用CBCT在治疗前评估ECR的性质是可取的。治疗方法包括：

● 外部修复 ± 根管治疗
● 内部修复和根管治疗
● 意向性再植术
● 定期检查（无法治疗的牙齿）
● 拔牙（无法治疗的牙齿）

# 诊　断

# 4 病史采集

牙髓疾病的诊断就是确定患者体征和症状的原因的过程。为了获得正确的诊断，必须详细地进行病史采集。在进行其他检查之前，需要进行口外和口内检查。这些在5~7章中有更详细的讨论。从病史和检查中收集的信息可以让口腔医生做出鉴别诊断，即所有可能的诊断。特殊的检查可以帮助临床医生做出明确的诊断，尽管有时在治疗结束、疼痛缓解或组织学标本报告后才会确诊。

## 完成病史采集

### 现病史

医生应该询问患者为什么来就诊，并让患者描述问题。随后，医生可以问更多直接的问题，以获得额外的具体信息。应使用各种开放式和封闭式问题（表4.1）。开放式问题可以让患者在没有医生偏见的情况下描述问题，而封闭式问题可以让患者专注于问题，尤其是在时间有限的情况下。提问必须建立问题的具体细节，包括以下内容。

### 疼痛部位

你能指出疼痛的牙齿吗？

如果患者无法确定牙齿的确切位置，就应该让患者指出疼痛发生的象限或区域。当疼痛严重且广泛时，应询问患者是否记得疼痛开始时的部位。

### 病情最初发作时情形

症状第一次出现是什么时候？

这种疼痛可能与最近的牙科治疗的一个特定的牙齿有关。另一种情况是，患者可能会回忆起用力咬东西的情景。但是，必须注意不要仅仅根据这些信息得出错误的结论。

### 疼痛程度

疼痛程度从1分到10分，10分是最严重的，你会如何评价你的症状？

在进食或夜间等特定时段，程度可能会发生变化，因此应详细了解24小时内疼痛强度的变化情况。

### 加重或减轻疼痛的因素

有什么使你的症状加重或缓解吗？

患者可能会将咬硬物或温度变化描述为主要的刺激因素。咬物时疼痛或接触特定牙齿时的疼痛提示急性根尖周炎或急性根尖脓肿的存在。疼痛也可能是由牙隐裂引起的。因热、冷、甜而引起的长时间疼痛提示牙髓炎的存在。疼痛可通过非甾体抗炎药（NSAIDs）缓解，这提示炎症的存在。当然，冷水也可以缓解疼痛。

### 疼痛持续时间

被刺激后疼痛会持续多久？

持续几秒钟的疼痛提示牙本质敏感或可复性牙髓炎的存在。热刺激后持续几分钟的疼痛提示不可逆损害。

## 病史的相关性

每次就诊时应更新病史问卷。虽然根管治疗没有绝对的禁忌证，但有时需要进行治疗的调整。建议不拔牙的患者有必要进行牙根治疗，尽管治疗效果一般。这对于接受静脉双膦酸盐治疗或头颈放射线治疗的患者是必要的。

心血管、呼吸和中枢神经系统疾病患者可能正在服用与牙科治疗期间使用的抗生素、止痛剂或麻醉剂相互作用的药物。在治疗之前，应检查患者最新服用药物清单。肝肾功能减退的患者代谢药物的能力降低，可能需要调整用药剂量。

起搏器可以与老式的牙髓电活力测试仪、电子手术设备和一些超声波设备相互作用。在使用这些设备之前，先听取心脏病专家的建议。患者可能正在服用抗凝或抗血小板药物。虽然可以采用国际标准化比值（INR）来评估服用华法林的患者的出血风险，但这对于新型口服抗凝剂是不可取的。因此，手术前必须进行风险评估（表4.2），如果出血风险较高，建议咨询患者的主治医生，因为患者的用药计划可能需要更改（表4.3）。

已知过敏反应必须进行评估；过敏原通常包

括各种抗生素和乳胶。然而,使用氯己定(洗必泰)后出现过敏反应的情况越来越多,牙医必须能够识别和处理过敏性休克。

长期服用类固醇或有糖尿病的患者在根管治疗后预后较差,尽管这不是治疗的禁忌。糖尿病患者必须在用餐前后安排就诊时间,以保持正常的血糖水平。

怀孕的患者希望将非必要的 X 线检查推迟到妊娠三个月后。然而,仍有理由采取 X 线片来协助疼痛诊断。根管治疗仍然可以进行,但必须尽可能地限制辐射剂量。一些无疼痛的患者可能希望将治疗推迟到妊娠中期。

表 4.1　开放式和封闭式提问的优点和缺点

|  | 开放式提问 | 封闭式提问 |
|---|---|---|
| 优点 | ·患者更有参与感<br>·患者可以表达他们所有的担忧,如果只是问一些封闭的问题,有些担忧可能会被遗漏<br>·患者回答问题的方式可以让牙医了解他们所管理的患者的类型。医生可以更恰当地调整自己的解释和回应 | ·从那些不愿意透露信息的患者那里获得额外信息<br>·口腔医生可分析信息<br>·相关信息可更快地被收集到 |
| 缺点 | ·接诊时间更长<br>·患者会提供一些与疾病无关的信息 | ·临床医生可能无法从患者那里得到所有的事实<br>·患者可能会感到匆忙<br>·可能会问一些引导性问题,这些问题可能会影响患者的反应 |

表 4.2　根管治疗及其术后出血并发症的风险

| 术后出血并发症的风险 | | |
|---|---|---|
| 很低 | 低 | 高 |
| ·局部麻醉<br>·牙周探查<br>·橡皮障的安放<br>·龈上修复体<br>·正畸牙根管治疗 | ·脓肿切开引流<br>·龈下修复体 | ·根尖手术 |

表 4.3　目前对在高风险牙科手术期间使用抗凝剂的患者的建议

|  | 药物 | 目前对术后出血风险高的牙科手术的建议(咨询患者的全科医生) |
|---|---|---|
| 抗血小板药物 | ·阿司匹林<br>·氯吡格雷<br>·双嘧达莫<br>·普拉格雷<br>·替格瑞洛 | ·在不中断药物治疗的情况下继续手术,但考虑分期进行大规模手术和使用局部止血剂 |
| 维生素 K 拮抗剂 | ·华法林<br>·苊香豆醇<br>·苯茚二酮 | ·在手术前 24h 内检查 INR<br>·如果 INR 低于 4,继续不中断药物治疗,考虑分期进行大规模手术和使用局部止血剂<br>·如果 INR 大于 4,则延迟治疗 |
| 新型口服抗凝药 | ·阿哌沙班<br>·达比加群酯<br>·利伐沙班 | ·早上不服用,但每天晚上服用<br>·如果是早上服药,可以延迟早上服药时间。如果在晚上服药,则按时服药即可 |

# 5 检查及特殊测试

## 口外检查

口外检查是必要的，以评估肿胀和口腔外瘘引起的颜面部不对称，还应触诊淋巴结。触诊淋巴结较硬伴有压痛及体温升高是感染的标志。应评估颞肌和咬肌是否肥大，触诊其起始部和附着是否柔软。

患者的微笑线可能需要评估，因为这可能影响到包括前牙牙冠和手术在内的牙龈边缘的治疗决定。

## 口内检查

必须进行完整的口内软组织检查，记录任何相关病变，并进行适当的随访。任何口内的肿胀都应该通过视诊和触诊才能评估（框表5.1）。窦道是长期感染的特征，为脓液提供了引流途径。窦道的表面开口可在附着龈、牙槽黏膜或龈沟处。由于瘘口通常与感染源相邻，但不是绝对现象。因此应辅助使用牙胶尖用放射学方法确定窦道的起源（图5.1）。位置上来说，腭瘘比颊瘘更不明显。

先对牙齿修复状况进行全面评估，注意填充材料不足的牙齿及龋齿，再详细评估重点关注的部位及象限。对需要检查的牙齿应进行视诊，看是否有磨损、较大和（或）有缺陷的填充物、裂缝、龋齿；同时应估计剩余健康牙齿的数量，任何冠边缘的完整性也必须进行评估。然后，对牙齿进行检查，以评估叩诊和触诊是否疼痛、牙周状况和牙髓活力（见第6章）。如果诊断仍不确定，可以进行选择性麻醉等其他检查。

在评估牙齿时，首先检查对侧牙齿（如果无症状且没有牙根填充）是很重要的，这样做可以让患者了解会发生什么以及什么是正常的；还必须评估邻近牙齿的咬合和状态，这对确定是否保留特定牙齿具有战略性的重要意义，从而确定是进行根管治疗还是拔除牙齿。

## 叩 诊

当患者自述咬合疼痛时，叩诊和咬合检查有助于定位患牙。医生使用咬诊检查器等器械时（图5.2），能更准确地向特定的尖窝施加压力。当牙髓炎已蔓延至牙周韧带间隙（急性根尖周炎）或牙齿有裂缝时，咬合疼痛就会发生。急性根尖周炎在施加压力时疼痛，与叩诊方向无关。然而，隐裂牙只有在特定方向进行叩诊时，才会感到疼痛。这种疼痛通常是在释放压力的时候发生，而不是在施加压力的时候。

## 触 诊

当在进行口内检查时，应触诊受检区域的颊侧沟和舌/腭沟，以发现是否有任何软组织肿胀或骨质扩张。应与对侧比较，还应要求患者指出在施加压力时感到特别疼痛的部位，这是根尖周炎的指征。

## 牙周评估

可以通过将两个口镜柄的末端放置在牙齿的颊部和舌部，并在不同的水平方向以及垂直方向施加压力来评估牙齿的松动度，松动度增加原因如框表5.2所示。在牙根表面进行牙周探诊，可以发现广泛性或局限性的骨吸收。广泛性骨吸收通常是由牙周导致，而局部牙周袋探诊较深则是牙髓感染后脓液通过牙周膜排出而引起。牙根纵折也可能导致局部狭窄的牙周袋（图5.3）。BPE探针的横截面积小，最适合用于检查局部牙周袋（图5.4）。

## 隐裂评估

染色和透照可以用来评估裂缝。当亚甲基蓝染色剂涂在牙齿表面时，它会渗入牙齿的隐裂纹并使之着色。使用牙科放大镜或牙科手术显微镜可以更清楚地看到裂缝。然而，仅通过视诊观察裂纹的表面形态来评估裂纹的深度是困难的，可能需要进一步的研究。

## 实验性备洞

实验性备洞是指在未麻醉的条件下，对患牙

进行备洞来确定是否有完整的牙髓。如果牙钻到达牙本质层而患者没有任何感觉，牙髓可能已经坏死。然而，它的应用有很大程度的局限性，因为这个过程具有不可逆转的破坏性，并可能使患者非常不愉快。这不是一个可靠的检查。

### 选择性局部麻醉

不可逆牙髓炎患者可能无法识别患牙，甚至无法辨识这种症状是来自于上颌还是下颌。在上颌牙最后面的牙齿附近进行局部麻醉，如果上颌牙其中一颗是有问题的牙齿，疼痛就会缓解。如果疼痛在适当时间后没有消退，应该麻醉下颌牙。在麻醉下颌牙后如有疼痛的缓解表明问题来自下颌。选择性局部麻醉有助于确定问题是来源于上颌牙还是下颌牙，但不能确定具体的牙齿。

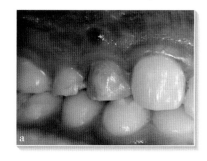 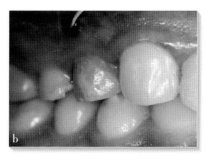 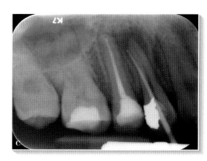

图 5.1　a. 图示邻近 14 的窦道；b. 牙胶尖放置窦道内示踪；c. 更容易确定感染的来源

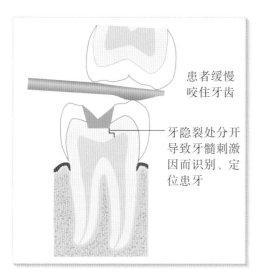

图 5.2　图示用咬诊检查器定位牙尖隐裂

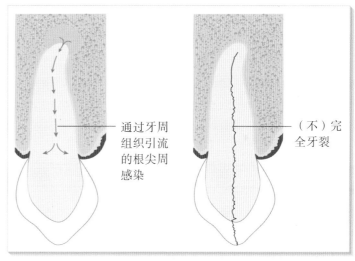

图 5.3　图示由于脓液排除和隐裂导致的局部骨吸收

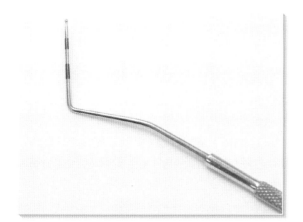

图 5.4　应使用基础牙周检查（BPE）探针探测牙龈边缘，以评估局部牙周袋

**框表 5.1　口内肿胀的特征**

· 局限性或弥漫性
· 坚硬或波动感
· 浅表（附着龈或牙槽黏膜）或深部（舌下）
· 肿胀是突起还是流脓？

**框表 5.2　牙齿松动的原因**

· 创伤造成半脱位或全脱位
· 不良习惯
· 牙周疾病
· 牙根折裂
· 矫正牙齿过快
· 牙髓感染已扩散至牙周韧带

# 6 牙髓活力测验

## 涉及神经刺激的牙髓活力测验

牙髓感觉神经纤维包括有髓纤维（主要是Aδ纤维）和无髓C纤维。Aδ纤维主要支配牙本质小管末端，而C纤维支配髓体。在牙髓活力测验中，由于Aδ纤维的电刺激阈值低于C纤维，因此会受到刺激。牙髓测试通常涉及刺激这些神经末梢，并要求患者表明他们是否感到刺激。理想的牙髓活力测验仪应该是操作简单、结果客观、标准化的和可重复利用的。它不应该是痛苦的或有害的，而且应该是便宜的。理想的检测方法应具有较高的特异性和敏感性。

当进行牙髓活力测验时，应该首先测试一个"对照"牙齿，以确定基准反应。这也让患者明白什么是"正常"反应。理想的对照牙是无症状、无根充的正常对侧同名牙。牙髓测验器应放至于前牙的切1/3处，后牙的中1/3处。如果多根牙在其中一个表面表现出阴性反应，则应在相反面进行测试，以确保尽可能多的牙髓接受刺激。然后可以对可能受损的牙齿进行测试，该测试至少要重复两次才能确认结果。测验前应隔湿待测牙，尽量减少电流传导到邻近结构导致结果不准确。可采用橡皮障技术、棉球和生胶带进行隔湿。

### 牙髓温度测验

牙髓温度测验是指对患牙局部进行冷热刺激。这将导致牙本质小管内的液体流动。液体动力作用于牙髓牙本质复合体中的Aδ感受器。冷诊法是指用各种冷刺激物应用于牙齿表面的方法（表6.1；图6.1）。测试的温度越低，温度降低的速度就越快，刺激神经末梢的液体动力就越大。采取冷诊法时，患者对刺激有明确反应后才停止，或者最多持续15s。牙齿的颊面和舌面（腭）面都应该进行测验。

热诊法不如冷诊法可靠，但是如果患牙疼痛是由热刺激引起，热诊法可用于重现患牙疼痛。各种各样的热诊法包括在牙齿表面放置加热过的牙胶，用一个抛光杯摩擦加热，或用橡皮障单独隔离牙齿并用热水浸泡。

### 牙髓电活力测验

牙髓电活力测验仪包括一个患者手持的探针，探针尖用于接触需要测试的牙齿。当探头与牙齿接触时（通过传导介质如牙膏），电路就接通，电流就会流动。产生脉冲电流。开始是最初的低强度，逐渐增加。它在牙本质小管液中产生离子移位，使Aδ神经末梢去极化。

牙髓温度测验和牙髓电活力测验只是主观测验，仅仅提供神经支配的相关信息，而无法提供更重要的血供相关信息。这些测试的敏感性和特异性较低，通常会产生假阳性和假阴性结果（框表6.1）。虽然牙髓测试是一项有价值的测试，但仅凭这一方法不能可靠地解释和诊断所有的牙髓状况，其结果应与病史、临床检查、其他特殊测试和X线检查综合考虑。

## 评估血液供应的替代牙髓活力试验

### 牙冠表面温度

这项测试需要隔离和冷却问题牙，以及合适的对照牙（健康的对侧牙）。热成像显示了牙齿变暖的速度。有完整血供的牙齿比死髓牙温度上升得更快。这种方法的优势在于它测量的是血液供应，而不是神经供应。在进行测试之前，患者需要休息一段时间，这使得测试非常耗时且不切实际。

### 激光多普勒（图6.2）

当激光照射到移动的物体（如红细胞）时就会发生散射。通过测量散射光频率的变化来确定通过牙髓的血流。如果没有血液流动，频率就不会改变。在评估和追踪外伤牙齿的牙髓状态方面，这项技术比牙髓敏感性试验更可靠。但是，该设备对技术敏感，需要橡皮障和腻子基质来确保每次随访时探头都被放置在相同的位置。设备也相对昂贵。

**血氧测定法**

这项测试测量的是牙髓血供中的氧饱和度水平。尽管它有评估外伤牙齿血流的潜力，但还没有成功地应用于临床实践。

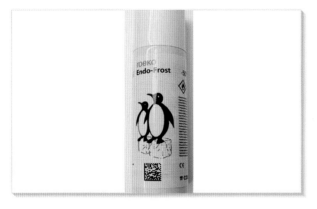

图 6.1　牙髓活力测试剂 – 这是一种最常用的制冷剂喷雾　　图 6.2　激光多普勒

表 6.1　牙髓活力测验中各种冷物质的优缺点

| 牙髓冷测物质 | 作用于牙齿表面温度 | 优点 | 缺点 |
| --- | --- | --- | --- |
| 冷水 | 5℃ ~10℃ | · 整颗牙齿可以冷却下来<br>· 可用于复制患者症状 | · 需要单一牙齿隔离测试<br>· 费时间 |
| 氯乙烷 | –4℃ | · 对患者来说疼痛更轻 | · 冷却速度较慢，因此不像其他冷却方法那样敏感<br>· 贵 |
| 制冷剂喷雾：<br>二氯二氟甲烷<br>四氟乙烷 | –50℃<br>–26℃ | · 即使通过修复体和牙冠修复体时也能产生反应，因此在没有天然牙齿组织的情况下很有用<br>· 便宜 | · 这些喷剂中的一些成分可能会有导致损害臭氧层 |
| 干冰 | –78℃ | · 即使通过修复体和牙冠修复体也能产生反应，因此在没有天然牙齿组织的情况下很有用<br>· 牙髓非常快速的冷却，因此反应很快 | · 不太容易获得<br>· 可能会让患者感到疼痛 |

---

**框表 6.1 牙髓活力测验时发生假阳性、假阴性的原因**

**引起假阳性反应的原因**
· 通过接触金属表面（牙冠、汞合金修复）将刺激传导至邻近牙齿
· 将刺激传导到牙龈
· 局部牙髓坏死的分解产物可能会刺激邻近的牙髓组织
· 多根牙可能部分坏死，但仍有区域有完整神经支配
· 感染牙髓仍然对活力测试有反应，因此阳性反应并不意味着牙髓健康
· 因为会预期到会有不愉快的感觉，紧张或年轻的患者更有可能提供不正确的反应

**引起假阴性反应的原因**
· 最近受损的牙齿可能对牙髓活力测试没有反应，尽管其血液供应完好无损
· 根尖尚未发育完全的未成熟牙齿没有成熟的神经支配，因此可能对牙髓活力测试没有反应
· 正在进行正畸治疗的牙齿可能对牙髓活力测试的反应不可靠
· 在麻醉剂和酒精影响下的患者可能对牙髓活力测试的反应不可靠
· 根管钙化的牙齿可能对牙髓活力测试没有反应
· 严重修复过的牙齿可能对牙髓活力测试没有反应
· 精神障碍患者可能提供不正常的结果

# 7 牙髓的影像学检查

## 根尖周影像学检查在牙髓疾病诊断和治疗中的应用

根尖周X线片的目的是显示整个牙齿和根尖周组织。胶片应与光束瞄准装置一起使用。光束瞄准装置应该尽可能地靠近牙齿，并且最好与牙齿平行。平行投照技术是最理想的（图7.1），如果无法将胶片放置在这个位置，则应采用分角投照法（图7.2）。

根管感染引起根尖的炎症，导致炎症介质的产生，一些介质导致破骨细胞聚集和骨吸收的发生。这种吸收会产生吸收较少辐射的骨缺损，因此在放射线胶片上显示为黑色区域。急性炎症可导致渗出物积聚在牙周韧带，使其在根尖周X片上略增宽。然而，许多病例没有明显变化。随着炎症持续，硬骨板和松质骨会消失。这一区域可被致密的硬化骨包围，称为致密性骨炎。

如果存在窦道，可用牙胶示踪技术确定其来源。应在窦道内放置牙胶尖，直至感到阻力为止。根尖周X线片可以显示牙胶尖到感染源的轨迹（见第5章）。

根尖周X线片被认为是评估牙髓疾病的金标准，因为它提供了边缘骨水平、牙齿修复状态和根管形态的整体观。它不但可以显示根尖周围的透射影，而且价格便宜，同时牙科专业人员和患者都能理解。所产生的图像具有良好的分辨率。

## 根尖周影像学检查诊断牙髓疾病的局限性

由于邻近结构（上颌窦、颧弓和下牙槽神经）的解剖形态干扰，单张X线片的诊断能力有限。在多根牙中，颊根和舌根或腭根可能重叠，从而阻碍了整个根管解剖的观察和鉴定。根管颊舌向弯曲的严重程度可能会被低估。如果根管进行了根充治疗就更难显像，因为根管充填的影像会掩盖其他未经处理的根管。平行投照的根尖周X线片是二维的，只能提供牙齿和根尖周组织在近远中平面的信息。因此，根尖周透射范围的具体大小是未知的。根尖周透射影通常只在骨缺损波及皮质骨后才被发现，因此许多根尖周骨缺损局限于松质骨的牙齿可能被遗漏（图7.3，图7.4）。

## 锥形束计算机断层扫描技术在牙髓疾病诊断和治疗中的应用

锥形束计算机断层扫描（CBCT）利用锥形束和射线探测器对颌面部进行三维扫描。三维扫描在去除解剖结构的干扰下，评估多个平面下的牙齿的解剖结构，牙槽周围解剖结构和任何异常病症。CBCT目前在牙髓疾病的诊断和治疗中发挥着重要作用，推荐用于以下方面：

· 诊断根尖周病时，X线征象或症状是非特异性的。

· 复杂牙槽骨创伤的评估和处理。

· 非手术治疗牙齿的复杂根管解剖的评估。

· 非手术再治疗牙齿的复杂根管解剖的评估。

· 现有的X线片提供信息不足时，对根管治疗并发症（如器械折断、穿孔）的评估。

· 对有可能治愈的牙根吸收的评估。

· 复杂根尖周手术的术前评估。

CBCT图像的分辨率低于传统的X线片。冠、修复体或金属等高密度结构由于散射光会产生伪影，影响图像质量，导致图像诊断价值小。CBCT相对昂贵（图7.3，图7.4）。

## 电离辐射的危险

根尖周X线片和CBCT都使用电离辐射。重要的是，患者应暴露于合理的最低剂量。根尖周X线片的有效剂量约为$5\mu Sv$，这取决于被摄区域和使用的光束瞄准方式。小视野CBCT的有效剂量范围为 13~100 μSv，取决于扫描仪、被摄区域和视野的大小。因此，CBCT 只能用于常规 X 线摄影不能提供足够的信息以对患者进行适当的治疗的情况。为了根管治疗的目的，应该使用尽可能小的视野（FOV）。

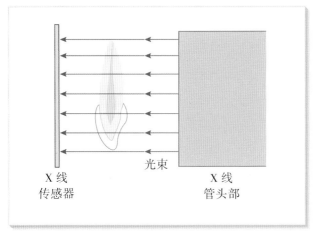

图 7.1　胶片平行放置与牙齿平行，X 线管头部与牙齿和胶片垂直的平行投照技术示意图

图 7.2　分角投照技术示意图。牙齿平面与胶片之间的夹角被平分，而 X 线管头部与夹角平分线垂直

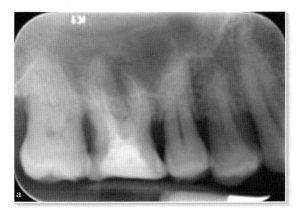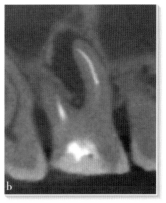

图 7.3　a. 16 根尖片示近颊根根折。根尖周区域的影像不清晰。b. 重建的 CBCT 图像清晰显示根尖周病变区域的范围

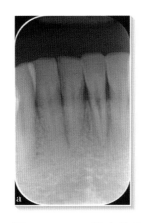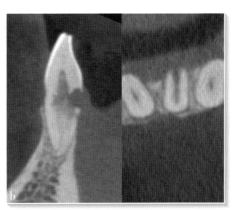

图 7.4　a. 32 根尖片示小的吸收缺损。b. 重建的矢状面和轴向 CBCT 平面图显示 31 唇舌方向的吸收范围

# 牙髓治疗术

# ⑧ 活髓治疗术

## 牙髓在牙齿发育完成后的作用

牙髓存在于牙齿的髓室和髓腔内。在组织学上可分成 4 层（图 8.1）。牙髓最外层的成牙本质细胞负责形成牙本质；健康的牙髓对牙齿的发育至关重要。一旦根管发育完成，牙髓主要承担保护作用。

继发性牙本质是在牙齿行使功能期间由成牙本质细胞产生的。这使牙齿更有适应能力。第三期牙本质在特定部位沉积形式，以应对龋齿或磨损引起的潜在损害（图 8.2）。这些潜在的破坏性刺激也会导致牙本质硬化。羟基磷灰石晶体由成牙本质细胞分泌并在牙本质小管中沉淀，降低其渗透性，延缓细菌及其毒素的进入。

牙髓有丰富的神经支配。神经纤维通过根尖孔进入牙髓，形成了成牙本质细胞下神经丛。一些轴突穿过成牙本质细胞进入牙本质小管。这些可以对牙本质小管内的液体变化作出去极化反应，并提供与组织损伤相关的伤害性刺激的警告。

牙本质小管含有从牙髓毛细血管渗出的液体。这些液体可以稀释毒素，以减少其破坏性。在牙本质小管靠近髓腔的部位，渗透压力最大，因此向外的力可以在有限的时间内将微生物的入侵降到最低。牙髓的血液供应是将免疫细胞和炎症介质输送到牙髓的必要条件，它可以稀释和清除损伤性药物，从而尽可能长时间地抵抗感染。

## 保存活髓的益处

根管治疗的牙齿比未治疗的牙齿存活率低。这可能是由消毒不充分导致持续感染或根管系统因冠部微渗漏而再次感染所致。此外，根管治疗后的牙齿较脆，因此牙折风险增加（见第 26 章）。根管治疗的操作需要花费较多的费用和时间，同时需要牙冠修复来保护。对发育未完全的牙齿进行根管治疗还面临着患者依从性差的挑战。未闭合的根尖使根管充填更加困难。发育未完全的牙本质会导致牙根变薄，增加牙齿折断的风险。如果能保持牙齿的活力，继发牙本质沉积将继续，牙根会变坚固，折断的风险也降低。

## 活髓治疗

图 8.3 所示为一个牙本质进行性龋洞的组织学上变化，从脱矿到破坏的不同区域。当龋坏接近牙髓时，会发生可逆性牙髓炎症，并最终发展为不可逆性牙髓炎症。由于微生物不在龋损的最深层，表面感染的龋坏可以去除，留下半矿化的未感染龋齿。如果病变被密封，可防止细菌进一步侵入，可能保持牙髓的活力，而不用实施根管治疗。这是盖髓的基础（图 8.4）。这种手术只能在对牙髓活力测试有反应、无症状或有可逆性牙髓炎症状的牙齿上进行。外伤性牙齿损伤也可采用盖髓术和活髓切断术（见第 32 章）。

本章不讨论分步去腐技术，因为本章作者认为这是一个过时的处理概念。

- 间接盖髓包括尽可能多地去除龋坏，但在髓室顶部留下完整的薄层牙本质。
- 直接盖髓包括直接将生物陶瓷材料〔如三氧化矿物凝聚体（MTA）〕和生物性牙本质替代物放置在牙髓暴露处，然后用树脂修补龋洞。
- 活髓切断术包括用高速无菌金刚砂车钻在大量水喷雾下去除至少 2mm 的暴露牙髓组织。暴露的牙髓创面用生物陶瓷材料修复，然后用直接树脂修复。

建议尽可能保存牙髓，特别是牙根发育未完全的牙齿更应保存牙髓。应始终在橡皮障下进行操作，并在放置生物陶瓷材料之前用次氯酸钠消毒窝洞。

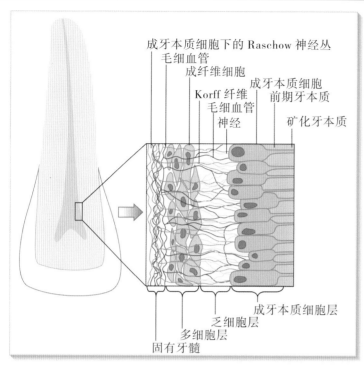

图 8.1　牙髓的组织学结构

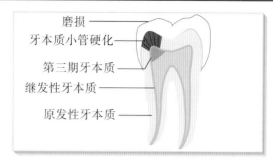

图 8.2　继发性牙本质、第三期牙本质和硬化性牙本质的位置

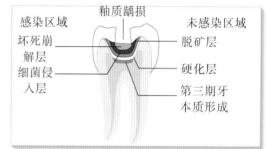

图 8.3　牙本质龋的组织学结构

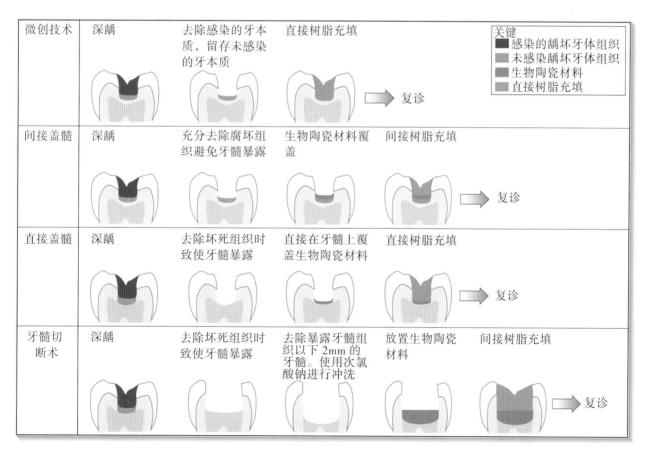

图 8.4　活髓治疗的阶段（必须使用橡皮障）

# 9 根管形态

成功的根管治疗需要对整个根管系统进行彻底的消毒和封闭。这可能是一个挑战，因为根管系统包括牙齿类型的差异和根管的个体变异性。在开始根管治疗之前，必须熟悉每颗牙齿正常根管的解剖结构（图9.1）。充分评估根尖片是必要的，以获得有关正在治疗的特定牙齿的解剖信息。如果需要进一步的信息，通常需要补充拍摄视差X线片或CBCT以重建图像。良好的髓腔通路（见第10章）和显微镜的使用对于确定根管口和其他解剖特征（如根管分叉）至关重要。

## 上颌切牙

中切牙根管平均长23mm，舌面长21~22mm。侧切牙可能有变异，包括额外根、牙内陷、双生牙或融合牙。外伤容易导致这些牙齿的牙髓过早坏死，阻碍牙根发育，致使根尖孔无法闭合呈喇叭口，根管壁薄（见第27章）。

牙内陷是一种牙齿畸形，是牙矿化之前成釉器过度卷叠内折所致。据报道发病率为0.25%~10%。43%的病例中，最常见于上颌侧切牙。内陷牙形态变异。内陷的牙釉质衬里通常是不完整的，可能含有与牙髓相通的通道，会使细菌微生物进入牙髓。牙髓坏死通常发生在牙齿刚萌出和牙根发育完成之前。通常需要拍摄CBCT来评估内陷情况，从而进行适当的处理。

## 上颌尖牙

这是最长的牙齿（平均26mm），通常只有一个根管。

## 上颌前磨牙

上颌前磨牙根管形态多样。有时，前磨牙有两个或者三个根时一般有三个根管。如果颊根和腭根的长度不一致，或者可以探测到颊侧凹陷，这就提醒了有三个根管。前磨牙在根尖孔附近处侧支根管的发生率很高。上颌第一前磨牙的平均长度为

21mm，第二前磨牙的平均长度为21.5mm。

## 上颌磨牙

上颌第一磨牙通常有三个根和三个或四个根管。据报道90%的病例都另有一个近颊管（MB2）。MB2或者与近颊侧根管（MB1）相连，或者作为一个单独的根管出现。远颊侧、腭侧根管几乎都是单根管，其中腭根最长。上颌第二磨牙稍小，三个根管更容易融合。40%的牙齿有一个额外的MB2根管。上颌第三磨牙是非常多变的，有分离或融合任何类型的根管。

## 下颌切牙

平均长度为21mm，尽管中切牙通常比侧切牙短。多达40%的牙齿有两个根管（唇侧和舌侧）。在大多数情况下，根管在根尖处融合成一个根管；只有约5%的切牙有两个独立根尖孔的根管。

## 下颌尖牙

平均长度为22.5mm，有两个独立的根管的发生率为14%，但只有大约5%的患者有独立的两个根尖孔。

## 下颌前磨牙

第一和第二前磨牙通常是单根的，很少（<10%）有第二根管。有些文献报道，下颌前磨牙存在多个根管，且分叉到根尖三分之一处，很难进行治疗。

## 下颌磨牙

这些牙齿通常有一个近中根和一个远端根。磨牙平均长度（21mm），有两个近中根管和一个远中根管。在大约35%的病例中可以发现第二根远中根管，这些根管通常在根尖区融合。大约40%的病例出现两个近中根管合并在一个根尖孔内。在1%~7%的病例中，近中根有一个额

外的第三根管。

第二磨牙的长度稍短（21mm）。近中根管融合的发生率较高；90% 的患者会有一个远端根管。第三磨牙可以类似于第二磨牙，但变化非常大，有独立或融合的任何根管类型。

下颌磨牙可以有一个额外的远舌根管。它在白种人中的发生率不到5%，但在中国人口的发生率有30%。根管口位于离主根管近中舌侧的位置。

在第二根管中发现的另一种解剖变异（特别是在亚洲的患者）是 C 形根管。这需要一个良好的髓腔通路，用超声进行大量冲洗，并使用垂直加压充填技术进行封闭。

| 上颌牙 | 1 | 2 | 3 | 4 | 5 | 6 | 7 |
|---|---|---|---|---|---|---|---|
| 牙齿长度（mm） | 23 | 22 | 26 | 21 | 21 | 22 | 20 |
| 根管数量 | 1 | 1 | 1 | 1%~5%<br>2%~90%（B，P）<br>3%~5%（MB，DB，P） | 1%~75%<br>2%~25%（B，P） | 3%~40%（MB，DB，P）<br>4%~60%（MB1，MB2，DB，P） | 3%~60%（MB，DB，P）<br>4%~40%（MB1，MB2，DB，P） |
| 形态 | ·开髓口从舌隆突开始，向切缘延伸<br>·前牙有2个髓角，因此开髓口必须呈三角形<br>·尖牙只有一个髓角，因此开髓口更圆<br>·侧切牙的根尖弯曲向腭侧 | | | ·开髓口应在中央窝的中点开始，然后在颊腭侧拉开<br>·如果只有一条根管存在，那么它将位于中线上——如果没有，则会出现另一个根管出现<br>·根管通常在根尖处汇合 | | ·整个髓腔通路为斜方形<br>·腭侧根管通常是最大且最容易定位的<br>·MB2位于MB1和腭侧根管之间<br>·第二和第三磨牙颊侧和腭根管融合的可能性增加 | |

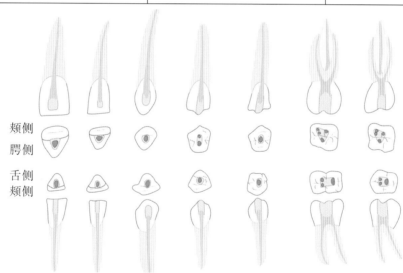

颊侧<br>腭侧

舌侧<br>颊侧

| 下颌牙 | 1 | 2 | 3 | 4 | 5 | 6 | 7 |
|---|---|---|---|---|---|---|---|
| 牙齿长度（mm） | 21 | 21 | 24 | 22 | 22 | 21 | 20 |
| 根管数量 | 1%~60%<br>2%~40%（B，L） | 1%~60%<br>2%~40%（B，L） | 1%~90%<br>2%~10%（B，L） | 1%~75%<br>2%~25%（B，L） | 1%~90%<br>2%~10%（B，L） | 3%~65%（MB，ML，D）<br>4%~35%（ML，MB，DL，DB） | 3%~90%（MB，ML，D）<br>2%~10%（M，D） |
| 形态 | ·从舌隆突进入髓腔<br>·在切牙中需要尽可能靠近切缘，以确认是否有舌侧根管 | | | ·从中央窝的中点进入髓腔 | | ·近中根管开口位于其牙尖下方<br>·如果有一根远中根管存在，则位于中心。如果它不在中心，就应该寻找另一条根管<br>·第二磨牙和第三磨牙根管可能融合成1个近中根管和1个远中根管 | |

B：颊，P：腭，MB：近颊，DB：远颊，MB1：近颊1，MB2：近颊2，L：舌，ML：近舌，D：远端，DL：远舌

图 9.1　不同牙齿的髓腔通路外形

# ⑩ 髓腔通路设计

## 髓腔通路的目标

良好的髓腔通路对于明确根管口的是很重要的。最大限度地形成直线通路进入根管就可以更有效地进行根管预备，并降低并发症的风险。一个良好的髓腔通路还可以降低在髓室留下凹痕的风险，这些凹痕可能藏匿残留的牙髓和细菌。

## 髓腔通路建立的准备阶段

### 去除修复体和龋坏组织

髓腔通路的形状通常取决于该牙的修复体和龋坏组织。所有修复体(包括牙冠)应尽可能去除。许多长期的填充物有继发龋或微渗漏可能，通常术前无法确定。去除所有修复体可以更彻底地评估患牙的可修复性，从而决定是否保留患牙，如果可以保留，则采用修复方法。去除所有修复材料，裂隙也更容易发现（图10.1）。去除修复体材料可提高可视性和定向性，从而将操作失误(如穿孔)的风险降至最低。在没有金属修复体的情况下，根尖定位器和工作长度测定更准确。

去除修复材料可以用金刚砂钻、裂钻、圆形碳化钨钻或不锈钢钻。去除牙冠需要较粗糙的裂钻来切割。使用碳化钨钻（如裂钻）切割金属更有效（图10.2）。

然后在根管治疗之前进行临时牙体修复，以便放置橡皮障和保留冲洗液。玻璃离子或复合树脂适合做临时修复的材料。

### 预备开髓洞形

修复体和龋坏被去除的同时也应去除牙髓腔上残留的牙釉质和牙本质，并且修整洞形。必要时，适当延长开髓洞形，以便于定位下切牙和下磨牙的远中舌根管。

### 穿通髓室

髓室应在髓角最高处穿透。前牙和下前磨牙的髓角最高处在牙体中心，上颌前磨牙和磨牙多在腭根，下磨牙的是远中根。高速机头对此最为有效，

术者应能感觉到切割阻力突然消失，有一种"落入髓腔中"的感觉。如果牙髓未定位，术者应重新评估牙髓的角度，如有必要，拍摄带角度的影像片，以评估髓室的位置。放大术野是有必要的（如放大镜或牙科手术显微镜）。必须注意：不要钻得太深，否则可能会钻穿髓室底。可以测量髓室角与髓室底的距离，在切削时不能超过这个长度。继发牙本质和第三期牙本质沉积可显著改变牙髓腔的体积，术前在X线片仔细观察可以提醒这一点。

### 揭除髓室顶及确定根管

应使用一个安全的非切割尖端钻，如Endo-Z钻（图10.2）来去除多余的髓室顶并修整髓室壁。如髓室腔有凹陷或钙化，开髓钻如长颈球钻可用于检查。在这种情况下，超声探头也十分有效。一旦进入髓室腔内，应使用次氯酸盐进行冲洗。牙髓室的钙化也可以用超声波去除，以最大限度地暴露术野。然后就可以确定根管口的位置，将其定位在髓室腔和髓室底的连结处。一般来讲，上前磨牙和下磨牙的根管是对称的。如果情况并非如此，则需要进一步探查以确定另一个根管（图10.3）。上颌磨牙的MB2管通常位于近中颊侧根管的内侧，靠近近颊根管，位于近颊根管和腭侧根管相交的线上。

### 直线通路

应从轴壁去除凸起的牙体组织，并在每个根管中放置探查物，以确保已实现直线通路（图10.4）。这是非常有必要的，可以预防台阶形成、根尖敞开和穿孔这些失误的发生（图10.5）。直线通路减少了施加在工作锉上的扭矩，降低了锉针断裂的风险。

## 放置橡皮障

放置橡皮障的时间取决于进入髓腔预备的难易程度以及术者的信心和偏好。一些临床医生喜欢操作一开始即放置，而有些医生倾向推迟到髓室通路预备好之后放置。后者有助于确定牙齿的

方位，将穿孔的风险降至最低，并且不会在橡皮障夹重叠风险之下进行带角度影像片的检查。然而，没有放置橡皮障也会使根管系统受到微生物污染，因此应尽快放置。在橡皮障安放就位之前，不得使用次氯酸钠进行冲洗。

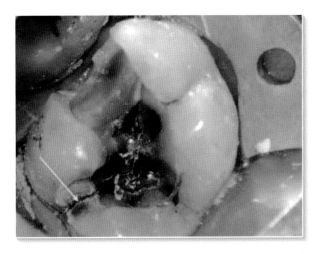

图 10.1　去除所有填充物后，发现牙体上有一个裂纹（箭头所示）。这颗牙不能保留需要拔除

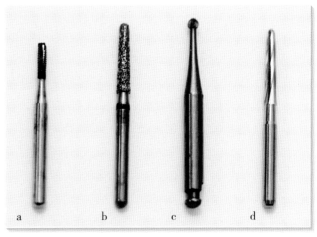

图 10.2　根管手术所需的钻。a. 裂钻。b. 粗糙的金刚砂车针。c. 球钻。d. Endo Z 钻

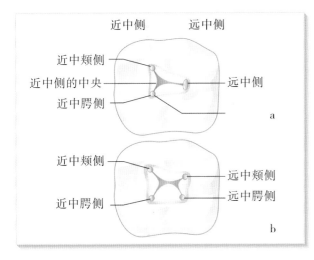

图 10.3　a. 下颌磨牙通常有一个位于中线远中的椭圆形根管。然而，可能有两条独立的根管。如果根管较小、圆且不在中线，则需要进一步探查，以确定第二根远中根管位于牙齿的对侧（b）

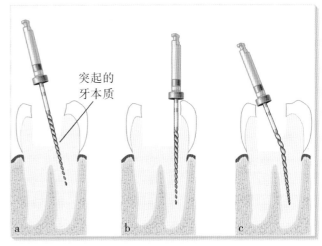

图 10.4　a. 根管中的锉，显示了影响直线通路的突出部分。b. 为方便锉进入，磨除凸出的侧壁。c. 热处理过的 NiTi 锉可以预弯曲，它们可以进入难以直线进入的区域

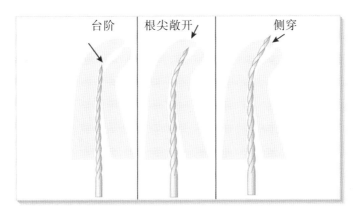

图 10.5　台阶、根尖敞开、侧穿

# 11 根管机械预备

根管机械预备的目的是：
- 清除根管中的大部分碎屑。
- 为冲洗剂和药物留出足够的空间，以疏通根管系统。
- 为根管充填创造一个合适的抗力形。

可以使用手用器械、机用器械（旋转或往复式）或两者的组合进行根管预备。手用器械预备根管有很多样的操作技术。最常用的手法包括根向技术，其次是用逐步后退技术进行根尖预备。

## 根向技术

建议在根尖部器械放置前，打开冠方三分之二的根管。这可以通过手用锉、G-G钻或机械器械来完成（图11.1）。

根向技术的优点在于它可以更直接地到达根尖区域，从而最大限度地减少了对锉施加的压力，降低了形成台阶、根尖敞开和侧穿等并发症的风险。它还可以降低器械上的应力，从而降低其折断的风险。感染的牙齿的冠部含有大量微生物。冠部根管的扩大可以形成一个可以储存冲洗液的容器。冲洗液不仅有助于清洁根管，还可以减少干燥的牙本质碎片堵塞根管的风险。先预备冠方三分之一根管将降低细菌带入根尖区的可能性。

然而，冠部开口变大可能导致去除的牙本质增多，如果过度去除，可能会削弱牙齿并使其容易折断。G-G钻定位不正确会导致穿孔，可以引导G-G钻远离分叉区来避免这一风险（图11.2）。

## 根尖预备

一旦根管冠部的三分之二被机械预备后，一个较小的锉（8号）就应该能到达根管的根尖部。根尖孔的位置可以用根尖定位仪确定（见第15章），并由此确定工作长度（图11.3）。然后更换较大号的锉到达工作长度，直到最小为25号的锉能够达到工作长度。较大的根管，如中颌切牙、下颌磨牙的远中根和上颌磨牙的腭根，可能需要使用更大型号的锉。

## 通畅锉

在根管预备过程中，由机械预备产生的牙本质碎屑和根尖牙髓组织碎屑可能被压入根尖区域，会导致根管堵塞，从而难以达到工作长度。通畅锉是一个较小的锉（#8），能达到根尖狭窄的部位，可以降低堵塞风险。牙本质堵塞根管之后清除这些碎屑而不是用锉穿过根尖将有助于减轻根管治疗后疼痛。根管冲洗液可能达不到根尖三分之一，因为它们在根尖处形成气锁现象（气泡）。通过打破根尖区的气锁，可以提高冲洗液对该区域的渗透性，从而最大限度地减少感染。

## 逐步后退技术

这项技术最初的设计目的是使用一个几乎平行根管形态的器械将根管预备成锥形，同时避免弯曲根管中可能出现的失误。它包括在连续减少工作长度的情况下使用逐渐增大的锉。这就使根尖预备增加了锥度，也使冲洗液的渗透性增加。

## 镍钛合金器械

镍钛合金器械在20世纪90年代被引入，此后在根管预备中变得非常流行（见第14章）。镍钛合金的一个主要优点是它的超弹性和在锥度增加的情况下保持柔韧性的能力。这些优点引起了这一系列器械的发展，这些仪器的锥度是ISO标准化2%锥度锉的2~6倍。某些锉还具有递增或可变锥度的特征。镍钛合金仪器可以更快地预备根管，减少术者疲劳。根尖锥度的增加提升了根尖部的冲洗力度。使用镍钛合金器械预备的根管有更好的形状，在某些情况下，还可以减少操作步骤和避免切削碎屑堵塞。然而，与手动器械相比，镍钛合金器械在根管治疗中效果并没有特别突出的改善。

镍钛合金器械的潜在问题包括容易破损。镍钛合金锉比不锈钢锉要贵许多。人们也对使用镍钛合金器械预备的牙齿顶端产生微裂纹的现象表示担忧，尽管这一点的证据及其临床表现是相互矛盾的。

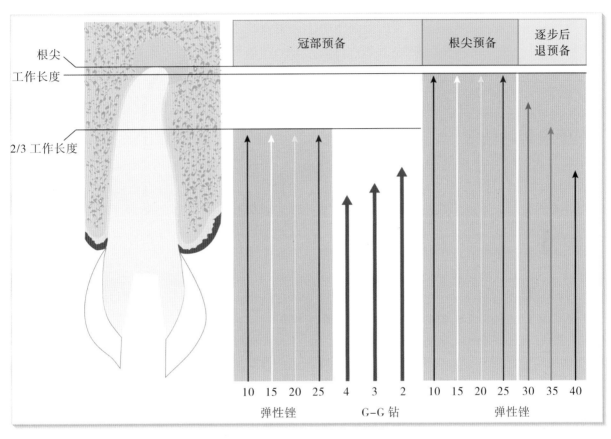

图 11.1　使用手动器械预备（从左到右），冠方、根尖和逐步后退预备的顺序

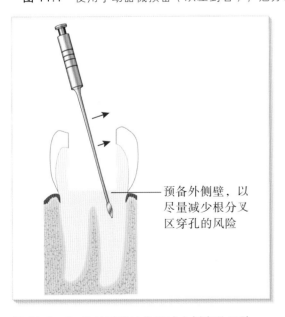

图 11.2　G–G 钻开髓的位置减少侧穿的风险

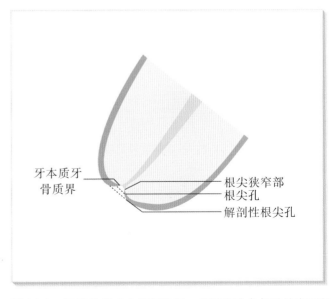

图 11.3　牙齿的根尖的解剖学图。根管应准备好并填充到根尖缩窄处（工作长度），这通常比根尖孔短 0.5~1mm

## 12 根管冲洗

根管治疗的主要目的是减少根管内的细菌作用，使机体产生反应，预防或消除根管疾病。仅机械预备不足以彻底消毒根管，还必须使用根管冲洗剂。理想的根管冲洗剂的特性如框表12.1所示。

### 根管消毒冲洗液

目前使用的根管冲洗液包括次氯酸钠（NaOCl）、乙二胺四乙酸（EDTA）、氯己定和碘化钾的混合物。不建议使用过氧化氢，因为有皮下气肿的风险。

NaOCl被认为是最合适的根管冲洗剂。它能溶解有机物，具有广谱抗菌活性。然而，对玷污层的无机物作用甚是微弱。

NaOCl的使用浓度为0.5%~6%。低浓度溶解坏死的牙髓组织，并杀死与之直接接触的细菌。较高的浓度起效更快；但NaOCl对健康的根尖周组织有刺激作用。如果溶液从根尖挤出，会导致更多根尖周组织损伤。温度也能升高，NaOCl溶解有机物的效率也会提升。

使用NaOCl相关的并发症包括衣服损坏（漂白点）、溅入术者或患者的眼睛、通过根尖孔注入根尖周组织或上颌窦（见第21章）。

EDTA可与NaOCl一起使用。它的抗菌活性有限，但能有效溶解玷污层的无机成分，从而暴露牙本质小管。这一点增强了NaOCl的效果，使其能够作用于根管的牙本质表面或小管孔内的细菌。通常建议在封闭根管之前用17%EDTA冲洗1min，然后用NaOCL冲洗以去除玷污层。长时间暴露会导致管周和管间牙本质过度脱落。

氯己定（洗必泰）具有广谱抗菌作用。它是一种阳离子表面活性剂，因此可以附着在带负电的细菌细胞膜上，导致细胞溶解。它可以同时与羟基磷灰石结合，增加其黏附性。因此，一些人主张用2%的洗必泰作为最终冲洗剂。但是，洗必泰不应该与NaOCl同时使用，这两种化学物质一起反应生成一种不溶性的络合物，可能会干扰进一步的预备和冲洗。洗必泰不能溶解有机组织，因此不建议单独使用。同时有关洗必泰过敏的报告也越来越多。

### 根管消毒冲洗方法

注射器冲洗包括使用带有侧方开口的螺旋口注射器（图12.1）。它有助于冲洗较大颗粒的碎屑，并使冲洗剂能够直接接触注射器尖端所触及的区域内的微生物。但是，液体交换仅发生在针尖外1~1.5mm。虽然更大的针头可以更快地冲洗和补充冲洗液，但其能够进入根管的深度大大降低。越细的针头越能提升根管根尖部的冲洗液的回流。

手动激活冲洗包括通过冲洗针的尖端运动来搅动冲洗液，可以用小号根管锉搅动，也可以用主牙胶进行手动推拉。这使得根管中的冲洗液能够到预备器械未能预备的区域（图12.2）。

负压冲洗包括EndoVac系统。在该系统中，套管被放置在接近工作长度的地方，并通过抽吸来吸走冲洗液。这就产生了一个负压，使冠方的冲洗液流到根尖部。

正压冲洗系统通过一个带有侧面开口的细针头输送根管冲洗液。然后液体通过根管口的大针头排出。使用这种技术存在冲洗液冲出根尖孔的风险。

非器械动态压力技术包括通过根管口向根管交替施加正压和负压。然而，有报道称，该技术术后出现严重的疼痛，目前很少使用。

超声冲洗设备。内激活器可产生高达10kKz的振动，而超声则可达到20kHz以上的频率振动。被动超声荡洗要么使用特殊的超声工作尖，要么使用尖端可以达到根尖孔的小号锉。声波和超声波荡洗都会引起空穴效应和声流效应。空穴效应是指超声波产生足够大的拉应力使液体中形成气泡，这些气泡在瞬间破裂的同时可产生高压，可以破坏悬浮在液体中的细菌微生物的生物膜。声流效应是超声锉振动时，冲洗液呈现为沿着整个锉向内和向外的涡流，可以清除根管壁上碎屑并进一步破坏细菌生物膜。声波和超声波荡洗联合加热的根管消毒冲洗液作用时，能够提高消毒效率。

## 根管润滑剂

润滑剂用于乳化器械预备去除的碎屑。它们也有助于手动和机械锉的操作，以减少嵌塞和断裂的风险。常见的润滑剂包括 RC Prep 和 Glyde，基于 EDTA 和过氧化脲。过氧化脲可与 NaOCl 反应，引起管内气泡，但不会引起皮下气肿。

| 框表 12.1 理想根管冲洗液的性质 |
| --- |
| ·具有广谱抗菌活性的杀菌能力<br>·溶解有机坏死碎片组织的能力<br>·去除玷污层无机成分的能力<br>·润滑根管的能力<br>·对健康的根尖周组织无刺激性 |

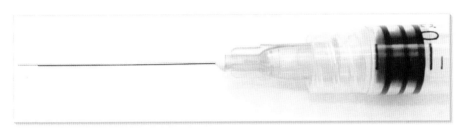

**图 12.1**　注射器的组成及输送头，注射针头侧方开口

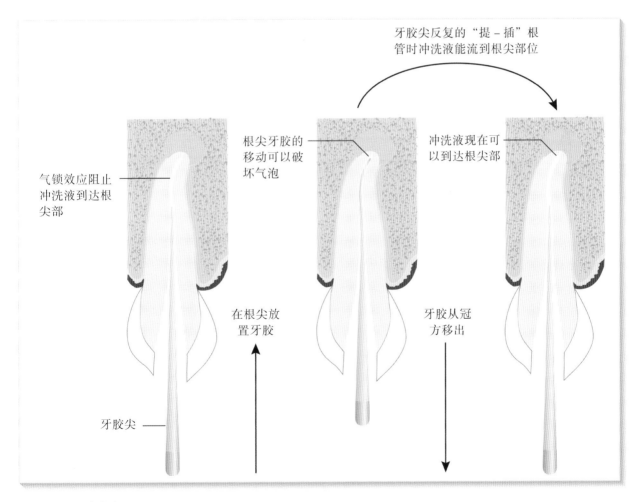

牙胶尖反复的"提－插"根管时冲洗液能流到根尖部位

气锁效应阻止冲洗液到达根尖部

根尖牙胶的移动可以破坏气泡

冲洗液现在可以到达根尖部

在根尖放置牙胶

牙胶从冠方移出

牙胶尖

**图 12.2**　手动冲洗

# 13 根管封药

## 根管封药的作用

如果根管治疗不能在一次就诊中完成，那么任何残留的根管内细菌都有可能在两次就诊之间繁殖。所以应在根管内放置药物以消除残留的微生物。根管药剂的理想特性见框表 13.1。

## 根管暂封药物

### 氢氧化钙

氢氧化钙［Ca（OH）$_2$］糊剂是一种缓效防腐剂，已被证明能显著降低根管内的细菌。它一般是糊状或粉末的形式，加入蒸馏水以调制成所需的稠度。然后用根管锉或注射器将糊状物送入根管内。Ca（OH）$_2$可穿透牙本质小管，产生强碱性抗菌环境，可减少细菌数量减少炎症渗出物，从而减轻疼痛。Ca（OH）$_2$可中和酸性炎症环境。氢氧化钙有生物相容性、无毒性、无致癌性。然而，长期放置 Ca（OH）$_2$ 也会降低牙齿的抗折性。氢氧化钙价格便宜，因为添加了硫酸钡，而不透光，不会使牙齿变色。用 EDTA 冲洗根管有助于Ca（OH）$_2$ 的去除。

Ca（OH）$_2$可诱导牙齿根尖周组织形成硬组织，使根尖孔缩小或封闭（根尖诱导成形术）。碱性环境可维持根管内无菌，同时诱导成骨反应，诱导钙化屏障形成。目前，它在这个领域已经被MTA 所取代（图 27.4）。

### 类固醇 / 抗生素糊剂

根管糊剂含有皮质类固醇（曲安奈德）和抗生素（克林霉素）。可以在牙髓病急性处理中使用。类固醇可以减轻牙髓的炎症以减轻疼痛。但其抗菌作用有限。

### 三联抗生素糊剂

这种糊剂是甲硝唑、环丙沙星和米诺环素的混合物。三联抗生素糊剂目前用于年轻恒牙牙髓再生过程中的灭细菌，但它会导致严重的牙齿变色。如果使用此糊剂，则牙齿冠部和根管冠方三分之一根管壁应使用牙本质黏合剂密封，以尽量降低染色的风险。应注意的是，这样使用抗生素会引起抗菌药物的耐药性，并有发生过敏反应的风险。

### 生物活性陶瓷材料

生物活性陶瓷材料正在研发中，可以用作根管内药物。研究表明，它们可以诱导牙本质矿化，并通过产生高碱性环境在根管内发挥抗菌作用。并且无毒且具有良好的生物相容性。

### 甲 醛

甲醛甲酚曾被广泛使用。然而，它有剧毒且有致突变和致癌风险。现在在口腔科治疗中已不再使用。

## 根管治疗应该在一次或两次就诊中完成吗

对于牙髓治疗是否应该在一次或两次就诊中完成，存在着相当大的争议。

一次就诊治疗目的是一次完成治疗过程，从而充分减少细菌数量。目标是通过立即封闭，去除根管剩余微生物生存和繁殖的营养。封闭剂的抗菌效果也能杀死残留的细菌。两次就诊诊疗的目的是在二次就诊过程中，使用根管封药进一步减少器械预备后的细菌数量。

比较根管细菌数量的实验研究表明：在放置氢氧化钙封闭剂后，患者根管内的微生物数量减少。然而，这种治疗方法并没有改善一次或多次就诊的患者术后疼痛或肿胀的情况。因此，应根据具体情况对每个案例进行评估，以确定最佳治疗计划。一次和两次就诊的适应证见表 13.1。

**框表 13.1 理想根管药剂的特性**

· 广谱抗菌和抗真菌性
· 必须能够穿透牙本质小管
· 与根尖组织有良好生物相容性
· 控制炎症渗出物和出血的能力
· 通过减轻炎症控制疼痛的能力
· 在根尖未发育成熟的牙齿中诱导钙化屏障形成的能力
· 限制牙根吸收
· 不得影响临时充填材料的放置
· 不透光
· 不得使牙齿变色
· 易于放置和去除
· 便宜

表 13.1　一次和两次诊治的牙髓治疗适应证

| 治疗方式 | 适应证 |
|---|---|
| 一次性根管治疗 | · 不可逆性牙髓炎或牙髓坏死且根尖周仅有小区域细菌感染的牙齿。应尽快放置永久性冠方充填，以限制细菌进一步进入<br>· 需要桩核修复的牙齿。临时桩提供了一个非常差的封闭，更好的方式是完成根管治疗一次性诊治，以确保立即放置一个固定的桩，并立即进行冠方封闭<br>· 有冠折风险的牙齿需要尽快进行冠方覆盖修复。多次就诊延长治疗时间，牙齿在未行冠部修复时折裂的风险会提高<br>· 单次诊治更具成本效益，因为总体治疗的时间和使用的材料更少<br>· 单次诊治通常更方便患者，因为节省了他们的就诊时间和休假时间 |
| 多次诊治根管治疗 | · 如果由于根管持续有脓液或血液渗出而无法使根管保持干燥<br>· 一些患者可能无法忍受长时间的一次治疗，更倾向于将诊疗分成两次时间较短的治疗过程<br>· 在复杂的情况下，可能没有足够的时间对根管进行充分消毒<br>· 如果患者术前有疼痛、肿胀或窦道，患者和牙医可能会满意于看到症状和体征的改善，然后再进行根管封闭<br>· 影像上显示根尖周区域有较大感染的牙齿，根管数量较多，感染细菌呈多样性。$Ca(OH)_2$ 可能有助于在根管封闭前尽可能减少细菌数量 |

# 14 根管锉

## 手用根管器械

手用根管锉有不同的刃部和锥度。不锈钢材质取代了原来的碳钢，提高了器械的质量。20世纪90年代引入的镍钛合金具有优越的柔韧性和抗扭转折断的特性，现在被用来制造手用根管锉和机用旋转器械。

国际标准化组织（ISO）和美国国家标准协会（ANSI）负责确定根管器械的尺寸、物理特性和质量标准。标准化每种器械的尺寸和锥度（图14.1），每一种器械的尺寸逐渐增加，以及每种器械的编号系统。

最常用的手用器械是K型和H型锉以及它们的改良产品。K锉是由一根横截面为方形或菱形（图14.2）的不锈钢丝控制而成的。螺纹之间的凹陷为切削表面提供了一个间隙可以储存碎屑。在使用这个器械时要使用平衡力或（温和）挫削技术。H锉是通过切削锉刀制造而成。最常见的H锉是Hedström锉，它是一个圆柱体形状带有螺旋形正前角凹槽（图14.3），在做提拉运动中切削牙本质，并有效地去除根充材料。这些锉的旋转角度不得超过90°，否则有折断的风险。

## 机械镍钛根管器械

机械镍钛锉是由镍钛合金制成的，有更高的柔韧性和抗折断性能，锥度大于标准ISO2%的锥度，并可用于360°旋转切削运动。第一代机锉制造于1993年，是ProFile器械，器械尖端无切削作用，具有引导作用，使锉与牙本质更加贴合。第二代机锉（如ProTaper）的切削作用增加，每个锉的长度上和锥度上都有所增加减少。这样可以使机锉与根管壁更贴合，从而减少了机锉预备所需的数量。然而，这些机锉仍存在扭转断裂的风险。第三代机锉是制造工艺改变的产物。

例如热处理和表面处理以及改变合金的比例。这些设计是为了提高灵活性和增加机锉的抗断裂能力。这些机锉包括Profile Vortex、Hyflex和Twisted。新一代的机锉以ProTaper Next为代表，它有一个偏移的旋转中心使锉蛇形运动，这样可以降低应力和折断的风险。可以在使用前进行预弯曲的机锉已经研发出来，这对严重弯曲的根管和避免形成台阶有较好的效果。

## 往复运动镍钛机锉

往复运动镍钛机锉（第4代）使用平衡力技术（图14.4）。往复运动镍钛锉由往复式电机驱动，旋转角度不等。旋转角度低于器械弹性极限的角度，从而降低机锉断裂的风险。与旋转机锉相比，由于减少了螺纹的作用，因此使用这种锉刀时，应增加轻轻提拉手法（图14.5，图14.6）。

## 一次性根管锉赞成和反对的论据

2007年，英国出台了一项关于一次性根管锉使用的政策。有些人比较关注彻底清洗和消毒根管锉的困难。即使经过细致的超声清洗和去污程序，在锉表面也能检测到有机物和无机物。有人认为，如果根管锉被重复使用，可以作为传播疾病的媒介，如新型克-雅氏病（vCJD），尤其是与vCJD相关的朊病毒蛋白对目前口腔科中使用的每种灭菌方法几乎都有抵抗力。根管治疗的目的是减少根管内的细菌数量和防止根管再感染，因此使用已经被污染的锉可能会对治疗结果产生不利影响。

采用一次性根管锉的另一个原因是经过临床使用、清洁、消毒和灭菌的多个周期循环后根管锉切割效率降低，并且器械断裂的风险增加。使用一次性根管锉使用的成本是较高的。

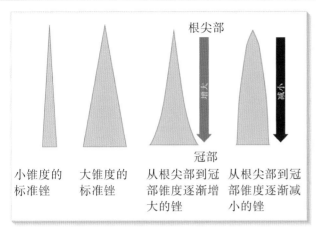

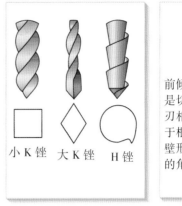

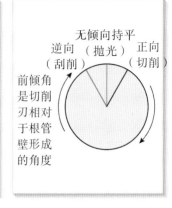

图 14.1　根管锉在根管锉中可以有各种锥度

图 14.2　不同锉的纵截面和横截面

图 14.3　前倾角

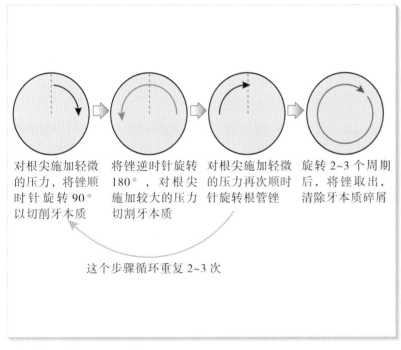

图 14.4　平衡力技术

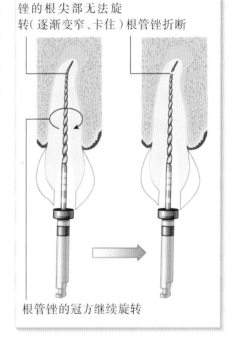

图 14.6　扭转疲劳

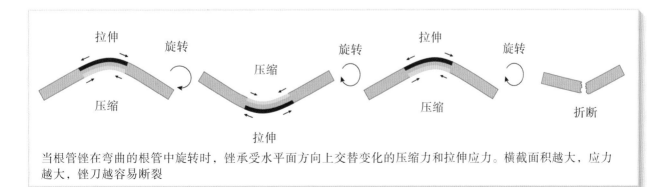

图 14.5　周期性疲劳

# ⑮ 根管治疗设备

## 橡皮障

为确保根管治疗能够安全有效地进行，必须使用橡皮障（框表 15.1）。

障布有不同厚度。厚的障布不太容易撕裂，更有效地撑开软组织。薄的障布更容易放置，橡皮障夹对牙齿的压力也较小。橡皮障也有多种颜色可供选择，较深的颜色能与牙齿产生更好的对比，较浅的颜色提供更好的术野区照明。橡皮障布有含乳胶和无乳胶的材质可供选择。

使用橡皮障夹钳将橡皮障夹放置在需要隔离牙齿的最远的牙面。橡皮障夹由不锈钢制成，由一个弓形的杆连接的两个钳口构成。另外，翼形夹有翼形延伸，使橡皮障和夹钳同时放置患牙上。翼可以加强对软组织的收缩。各种类型的障夹可用于适应各种不同解剖结构类型的牙齿。橡皮障框架用于收缩和稳定橡皮障。还需要橡皮障打孔器和镊子（图 15.1）。在前牙可以用橡皮障固定楔线而不是橡皮障钳来固定。

## 冲洗器械和针头

有各种不同直径的冲洗针。应使用侧方开孔的针头，以利于冲洗液回流，并尽量减少对根尖周间隙的挤压（见第 22 章）。注射器应贴上标签，标示其内容物（图 15.2）；最好采用 luerlock 注射器，以便轻松拧松针头来补充冲洗液，也不会造成针头意外分离。应选择合适的规格，使其尽可能接近工作长度，降低嵌塞挤压风险（表 15.1）。

## 根尖定位仪

理想的根管预备和封闭点是根尖止点，因为根尖止点是牙髓组织与牙周膜融合的地方（见第 11 章）。根管长度可以通过 X 线片、触觉和纸尖是否有出血来测定。然而，这些方法的精确度是有限的。

电子根尖定位仪（图 15.3）是一种测量根尖孔位置的装置。术者可以用电子根尖定位仪测量根管的长度。除了确定根尖孔的位置，根尖定位仪还可以用来评估根折和穿孔的存在和位置。

新一代根尖定位仪通过测量阻抗（交流电路中的电压电流比）或阻抗比来确定根尖孔的位置。遵循这样一个原则，即两个或两个以上不同频率的交流电流具有不同的阻抗，可以作为一个比率进行测量和比较，即使根管中有液体，在"湿"根管中也可以进行精确测量。最新一代的根尖定位仪可以将阻抗测量值与数据库中记录的值进行比较。从而计算根管锉和根尖孔之间的距离。前几代的根尖定位仪只在根管锉位于根尖孔时才能有准确的反应。

根尖定位仪的结果需要通过用 X 线照片进行测量来确认，因为根管定位仪的指数仍然可能不准确，特别是根管存在过量的冲洗液或炎性渗出物时。如果带电极的锉接触金属修复体或其他根管内的器械，则可能发生短路。如果隔湿不良，唾液会将电流传导到牙龈组织，再次产生错误指数。当根管锉接触到根管壁时，根尖定位仪最精确。因此，未成熟根尖孔的宽根管使用根尖定位仪时很不可靠。因此，应该使用尽可能大的锉进行测量。

## 胶片夹

当使用平行投照技术时，胶片夹是必不可少的，因为它们可以降低变形和锥形切削的风险（见第 7 章）。它们可以重复更多角度进行拍照。当用根管锉或牙胶尖定位拍摄 X 线片时，专业的支架（如 XCP 和 EndoRay 支架）（图 15.4）可放置夹具和根管锉以协助定位。

## 超声器械

超声波的振动频率超过 20Hz。这种振动是由磁致伸缩元件或压电元件产生的。在牙髓治疗中，压电元件是首选。它们含有一种晶体，当电流流过时，它的形状会发生变化。这种变化转化为机械振荡。摆动是垂直运动而不是横向运动，因此可以更好地控制机头，并最大限度地减少牙本质的过度去除。这些装置可以产生高达40Hz的频率。不同的超声波头可以连接到机头上（图15.5）。这些针尖有不同的作用：定位根管、移除桩核、分离器械、激活冲洗剂（见第12章）和辅助根充。

**框表 15.1 橡胶障使用的优势**
- 患者不容易吸入或吞咽器械、冲洗液或碎屑
- 进入髓腔和根管的通路被隔离起来，不会被唾液、血液或口腔中其他组织液中的细菌污染
- 软组织被保护起来，因此可以防止操作过程中使用的器械时被刺伤或产热灼伤
- 橡胶障提高了术野
- 橡胶障最大限度地减少了患者谈话和频繁冲洗的需要，因此使操作更有效率
- 临床医生操作符合所需的护理标准，降低并发症发生率和潜在诉讼案件的发生

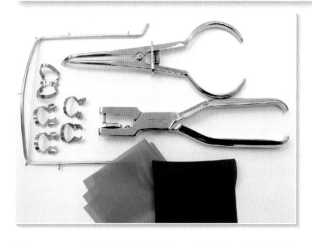

图 15.1　可供选择的橡皮障夹、橡皮障、橡皮障钳、打孔器和框架

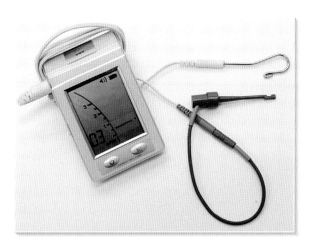

图 15.3　根尖定位仪

表 15.1　根管锉与冲洗针直径的比较

| 冲洗针的规格尺寸 | 冲洗针的直径 | 相对应的ISO锉的大小（含针管壁） |
|---|---|---|
| 23 | 0.6 | 70 |
| 25 | 0.5 | 55 |
| 27 | 0.4 | 45 |
| 30 | 0.3 | 35 |

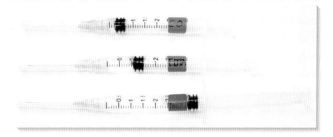

图 15.2　含有牙髓刺激物的注射器。值得注意的是，如果不使用标签：溶液桉树油（EO）、EDTA 和 NaOCl 则无法区分

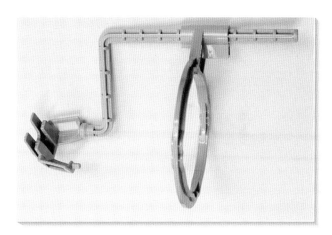

图 15.4　根尖片定位器

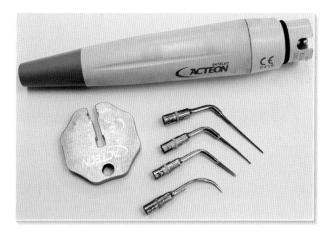

图 15.5　超声仪及其尖端

# 16 根管充填

## 根管充填术

根管充填的目的是填充根管间隙，同时封闭根管与牙周膜之间的空隙。根管充填还可以防止细菌通过根尖组织的渗漏重新进入根管。密封根管以杀死细菌或防止任何残留的微生物再生。填充材料应将任何在化学清创过程时未被清除的微生物封闭，以防止它们进入牙周膜。如果由于龋坏、修复体折断或牙齿缺损导致冠封丧失，那么根管充填也提供了一个额外的屏障来限制细菌进入根管。根部填充材料的理想特性见框表 16.1。

## 根充材料

牙胶尖是最常用的根填充材料。根管以前使用各种树脂（如 Russian Red）和银尖进行充填。然而，这些产品的密封性较差，并且很难去除，因此它们现在被认为低于所需的治疗标准。在某些情况下（如未发育成熟的根管），可使用生物陶瓷材料进行充填（如 MTA、生物牙本质）。

## 牙胶尖

牙胶尖主要由氧化锌和牙胶组成（框表 16.2）。牙胶是聚异戊二烯的反式异构体。它是不透光的，很容易在 X 线片上辨认出来。牙胶通常是粉红色的，因此如果残留的牙体组织非常薄，会"露出"并引起一些变色。这个问题可以通过去除牙颈部的牙胶来解决。牙胶尖不能通过加热消毒，在使用前可放在 5.25%NaOCl 溶液中浸泡 1min 来消毒。

牙胶会氧化，在光照下会随着时间的推移变得易碎。它在室温下以固体形式存在，保持良好的致密性，可用于冷侧压充填技术。这项技术使牙胶在根管内可控的放置。最终填充物由大量的牙胶尖（主尖和副尖）组成，这些牙胶尖通过摩擦力和封闭剂紧密地压在一起并黏附在根管内（图 16.1）。这项技术易学且价格较低。

热塑性牙胶可将牙胶加热到 65℃以上，以较软的形式存在，更容易流动，可以有各种不同的应用。

### 热牙胶垂直加压充填法

图 16.2 显示了热牙胶垂直加压充填的阶段。可使用各种加热系统。这项技术省时，并可以更好地充填根管及细小的空隙。不规则的根管如牙内吸收和侧枝根管也可以用这种技术进行填充。这种技术容易超充，因此必须注意确保根管根尖封闭良好，并选择大小合适的牙胶尖。根管形态也必须是锥形的，以抵抗牙胶尖向根尖端的移动。用于热牙胶垂直加压的设备相对昂贵。

### 热牙胶侧方充填技术

该技术是在使用加热器之前放置主牙胶尖，以便为副尖提供空间。它减少了施加在牙齿上的压力和根管填充材料的挤出风险。

### 固核载体插入充填技术

该方法使用涂有牙胶尖的固体载体。载体和牙胶在放入根管内至工作长度之前，以受控方式加热。刚性核心可以迅速放置。然而，工作长度的把控是较困难的，超充也会发生。封闭剂不能涂在牙胶尖上，而是在充填前涂在根管壁上。此外，根尖牙胶可以剥离，这样核心就暴露出来，充当根尖封闭的材料。但是这种方法不能形成良好的密封，并可能导致潜在的微渗漏。以载体为基础的根管充填术其缺点包括难以去除载体进行再治疗，以及难以放置桩核。用于加热固核载体的系统和牙胶也很昂贵。

## 生物陶瓷材料

生物陶瓷材料（如 MTA、Biodentine）也可用作传统的根充填料，特别是对于因根部发育不全或吸收而导致根尖开放的患者。

## 单尖充填

单尖充填技术的发展仍处于初级阶段。如今较为提倡生物陶瓷封闭剂与大锥度牙胶尖的共同使用。建议使用与根管锥度匹配的大锥度主牙胶尖，在牙胶尖表面涂上根管封闭剂对根管进行充填。然而，因某些根管的解剖变异（如上颌磨牙的腭根和下颌磨牙的远中颊根）会导致充填空洞。

## 根管封闭剂

封闭剂的目的是填充根充材料和牙本质之间的空间。根管封闭剂的理想性能如框表 16.3 所示。

常用的各种不同材料的封闭剂包括：
- 氢氧化钙封闭剂（Sealapex、RealSeal、Apexit）
- 氧化锌丁香油封闭剂（Tubliseal，Roth's 根管封闭剂）
- 玻璃离子基封闭剂（Ketac-Endo）
- 树脂封闭剂（AH26、AH Plus、Epiphany、EndoREZ）
- 硅胶封闭剂（RoekoSeal、GuttaFlow）
- 生物陶瓷封闭剂（BioRoot、EndoSequence BC）。

---

**框表 16.1 根充材料的理想特性**

- 操作简单，工作时间长
- 尺寸稳定，不会随着时间的推移而收缩或溶解
- 能够流动，从顶部和侧面填充根管复杂的内部解剖结构
- 易粘接在牙本质上
- 对根尖周组织无刺激性
- 致密
- 无腐蚀性，在潮湿环境下不氧化
- 抗菌
- 不透射线，拍摄 X 线片时容易识别
- 不会导致牙齿变色
- 无菌
- 易溶于普通溶剂，易于去除
- 便宜

---

**框表 16.2 牙胶的组成成分**

| | |
|---|---|
| · 牙胶 | 20% |
| · 氧化锌（填料） | 65% |
| · 重金属盐离子 | 10% |
| · 蜡质和树脂 | 5% |

---

**框表 16.3 理想根管封闭剂的性能**

- 良好的工作时间
- 如果需要去除根部填充物，可溶解在普通溶剂中
- 不透射线
- 良好的黏着力和内聚强度
- 凝固时无收缩
- 不会引起牙齿结构染色
- 可以形成完全密封
- 杀菌
- 不溶于组织液
- 无刺激性，无毒和无致突变性
- 对永久性冠部修复体没有影响

---

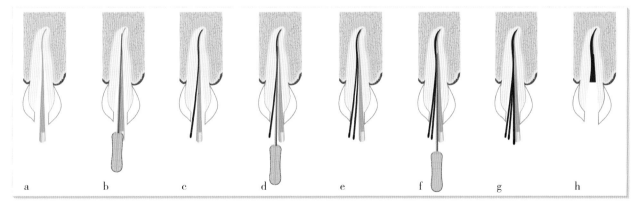

图 16.1　冷侧压充填的过程。a. 将与主锉大小相对应的牙胶尖插入准备好的根管中，直至工作长度。b. 牙胶尖涂上封闭剂，放回根管。在距离工作长度 1mm 处插入一个侧压针。这就压缩了牙胶并为副尖提供了空间。c. 取下侧压针，并将副尖涂上封闭剂并放置在已创造的空间中。d. 侧压针伸入距离工作长度 2~3mm 的位置。e. 取下侧压针，并将副尖涂上封闭剂并放置在已创造的空间中。f. 侧压针插入距离工作长度短 4~5mm。g. 该过程继续进行，每次侧压针放入缩短 1mm。h. 多余的填充材料可以用加热的充填器烧掉

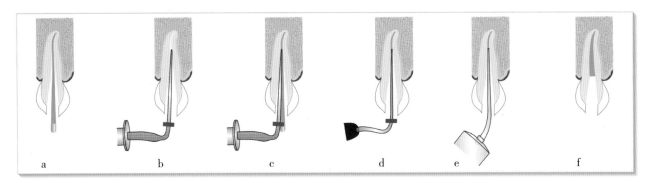

**图 16.2** 热牙胶垂直加压充填法的过程。a. 将与主锉尺寸相对应的合适的牙胶尖插入准备好的根管中，达到工作长度。拍摄射线照片以确认正确的位置，并在需要时进行调整。b. 将加热的充填器插入根管内，以确保其能够放置在工作长度的 5mm 以内。c. 牙胶涂上封闭剂，置于根管内。然后用加热的充填器烧掉。d. 一个充填器被用来压缩冠方的牙胶。e. 在用加热软化的牙胶回填根管之前，在剩余的根管壁涂上封闭剂。f. 冠部牙胶用充填器压紧

# 17 根管再治疗

根管再治疗比首次根管治疗更具挑战性。再治疗的适应证和禁忌证见表 17.1。成功的概率通常低于首次治疗。

再治疗需要重新建立髓腔通道，去除冠部修复体（见第 10 章）。桩必须与现有的根充材料一起去除，还应去除任何断裂的器械。理想的情况下，根管应该重新预备和封药消毒，直至根尖孔收缩。这包括去除形成的台阶还有根管堵塞物，并对之前遗漏的额外根管进行探查和消毒。

## 去除根管桩体

根管冠方应该充分暴露。然后用超声冲洗头进行大量冲洗，破坏根管与桩体之间的粘接剂。根管桩移除工具可用于已经破损或嵌入的桩。纤维桩可通过使用专用拆除桩的钻穿过桩中心进行拆除。软化后的纤维材料较容易去除。

## 清除根充物

各种材质的根充物都需要去除。如牙胶尖可以与载体结合使用。历史上根充材料包括银尖和树脂充填材料。

牙胶可以从根管的冠状部分用加热的充填器或 G–G 钻去除。它通常可以通过器械从根尖三分之一处切断，尤其是在充填物凝固不良的情况下。然而，在填充物被充分凝固的情况下，可以使用氯仿或桉树油等溶剂软化根充材料。再治疗根管锉也有一定帮助。树脂的去除方法与牙胶去除方式相同。树脂封闭剂通常会有一定残留，可以用专用树脂溶剂去除。

由于载体填充物常常被充入一个预备不完全的根管中，因此对患者的再治疗更加困难。溶剂是用来软化牙尖和形成载体周围的空隙。超声波也可用于去除根充物，然后使用 Stieglitz 镊取出载体。H 锉也可使用编织技术协助将载体移除根管。

银尖通常嵌塞在形成牙齿核心的填充物中，应保持银尖的完整性从而去除根充物。然后顺着髓腔通路注入有机溶剂，以溶解各种根充物。如果银尖被紧紧地固定，在抓住并用 Stieglitz 镊子将其取出之前，可以使用超声轻轻地去除银尖周围的根充封闭剂。超声应施加一个温和连续的力，以完整移除银尖，也可使用 H 锉编织技术以取出的银点（图 17.1）。

去除根充糊剂的效果是不可预测的，氯仿和桉树油这样的溶剂通常是无效的，而树脂溶剂通常是必需的。超声波根管锉有助于去除冠部的糊剂。通常，根尖部分填充不充分，超声波根管锉一旦进入，就可以成功地进行器械预备和消毒。

## 去除折断器械

器械折断是根管治疗的一个并发症，它可以阻挡根尖部的消毒。折断的器械通常是手动或机用锉，但也可能是 G–G 钻或螺旋糊剂输送器。

如果折断的器械在根管的冠方，或者有直线通道，通常可以取出。在某些情况下，可以用止血钳或 Stieglitz 镊子抓住器械。低功率设置下的超声波头可用于松动根管中较深的折断器械。可以使用各种夹取系统，最常见的是使用微管深入的器械。可以与粘接剂一起使用，从而将微管与锉结合，或使用楔子（金属丝、螺钉或 H 锉）将其固定在仪器上以便于拆卸（图 17.2）。

## 去除台阶和根管堵塞物

当根充材料被移除后，如果根管被阻塞或形出台阶，可能仍然无法对根管进行器械预备。扩大髓腔冠部的同时有必要充分冲洗根管。然后使用 8 号或 10 号的锉轻轻地探查根管口，以寻找可能是根管口的"摩擦"点。在这一点上轻轻地"啄"可以使锉向根方推进，打开根管以进行消毒。应拍摄 X 线片，以确认进展方向正确，以尽量减少穿孔的风险。如果遇到台阶，则应预先弯制一个细锉，试图绕过台阶回到正确的根管通路。如果操作成功，可以使用简短的提拉技术，保持根管锉顶端越过台阶。这样可以将其扩大到允许一个号数较大的根管锉绕过台阶处，直到台阶可以与根管腔混合。如果该操作失败，应告知患者该治疗方法的预后，并应定期复查。后期可能需要做根尖手术。

## 穿孔修补术

根管治疗期间或桩放置过程中，可能会发生根管穿孔。多种因素会影响穿孔的预后（表17.2）。非手术性穿孔修复包括定位和固定穿孔的根管之外，并用无菌生理盐水冲洗穿孔处。牙胶尖应放置在根管内，以防止超出穿孔处。MTA或 Biodentine 应放置在穿孔处，并在最后预备和根管充填之前凝固。

表 17.1　根管再治疗的适应证和禁忌证

| 根管再治疗的适应证 | 根管再治疗的禁忌证 |
| --- | --- |
| 根管治疗后一段时间根管持续疼痛 | 根尖无病理症状的牙，尽管根管治疗不完善，不应该再接受复杂的治疗 |
| 出现新的肿胀或窦道，或治疗后窦道无法消退 | 无法用根管治疗解决的台阶、穿孔、器械折断，只能通过外科根尖手术解决 |
| 影像学显示根尖周有扩大的暗影 | 根管治疗较为完善，无法再进一步改善，可能采取外科根尖手术效果更好 |
| 计划冠修复的牙齿其根尖周区有暗影或根管治疗不完善 | 由于广泛龋坏而无法修复的牙齿，或者已存在冠折或根折的牙齿 |
| 根充物长期暴露于口腔环境（因为龋齿或修复体断裂）且需要重新冠修复 | |

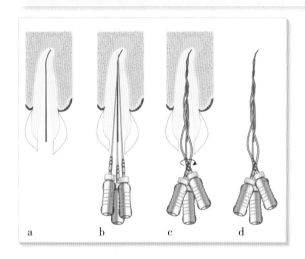

图 17.1　用于去除银尖的 H 锉编织技术。a. 用超声波和溶剂轻轻清除银尖周围的水门汀。b. 两到三个 H 锉编织在银尖周围。c. H 锉扭曲以与银尖交缠。d. 锉被稳稳地拉到冠部以除去银尖

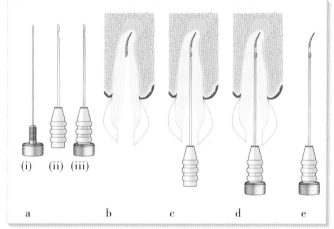

图 17.2　a. 拆除系统的部件螺丝（ⅰ）和微管（ⅱ）。该螺钉安装在微型管（ⅲ）中以与锉嵌合。b. 建立锉的根管通路。c. 将微管置于管内，斜面朝向曲线的外缘。d. 将螺丝导入微管。它逆时针旋转，直到它与锉嵌合，并将其从侧面开口移开。e. 微型管和收回折断的器械

表 17.2　影响穿孔预后的因素

| | |
| --- | --- |
| 穿孔的部位 | 因为通路的建立，冠方的穿孔封闭修复起来更为容易。余下的根管仍可以进行充分的器械预备和根管消毒，预后较为良好 |
| 延迟多久进行的穿孔修补 | 穿孔后即时修复是最好的，因为任何延迟修复可能导致牙周组织的破坏，并导致难以解决的牙周膜病变 |
| 封闭穿孔的效果 | 穿孔封闭良好可以预防微生物感染渗出 |
| 早期根管的污染情况 | 如果根管被微生物污染，预后较差，特别是在根管的穿孔处无法进行机械预备 |

# 18 根尖手术

## 根尖手术适应证

根尖手术的目的是清理去除根尖和形成根管尖端形态。这有助于清除传统根管治疗失败时残留的大量细菌。根尖充填物封闭了根管，以防止再污染。

当根管治疗或再治疗后出现持续性根尖周炎时，应进行根尖手术。常规的根管治疗方式不太可能奏效，因为：

- 根管通路受到破坏，形成台阶或阻塞，或有折断的器械存在。
- 尽管进行了高质量的根管治疗，病变仍然存在。这表明依然有顽固性细菌、根尖外生物膜或囊肿。
- 用传统方法去除根充物会导致牙齿无法修复。这种情况可能发生在进行过修复的牙齿（包括桩修复的牙齿）。然而，大多数桩都可以去除，同时牙齿不会断裂。
- 穿孔修复需要外科手术。

去除修复体进行再治疗和替换（如修复桥）的成本可能太高，因此患者可能会选择根尖手术。

在某些情况下，非手术治疗是可能的。根尖手术的禁忌证见框表 18.1。

## 术前注意事项

治疗前必须获得患者的知情同意，并建议他们在手术前服用非甾体抗炎药（NSAIDs），治疗的前提是没有手术禁忌证。局部麻醉剂和血管收缩剂可以帮助止血和改善术野。颊侧和腭侧局部浸润的范围应超出手术皮瓣边缘。术前使用洗必泰冲洗可用于检测患者是否过敏。

## 皮瓣设计与护理

软组织瓣回缩对于可以充分进入根尖病变是十分必要的。皮瓣的设计必须避免组织结构的损伤，包括神经、系带和肌肉附件。

龈瓣的形成需要一个水平切口和一个或两个垂直切口。水平切口包括半月形切口、下缘切口、扇形瓣和全厚瓣（表 18.1）。

松弛切口应在健康颌骨上进行，并尽可能垂直。这样可以减少瘢痕和出血，同时保持皮瓣血液的供应。牙龈乳头、肌肉和系带附着物必须包括或排除在皮瓣内，而不是切断。如果切口是在牙齿上进行的，切口应该成直角，以防止形成一个细小易碎的软组织楔状物，这些楔状物很容易撕裂。在手术过程中，皮瓣必须保持湿度，并可以充分收缩，以防止组织破碎或撕裂。

## 截骨术

皮瓣揭开后，将皮质骨穿通后就可以看到病变。测量 X 线片上的牙根长度并将测量值转移到手术部位，有助于确定病变的位置。覆盖的骨组织必须去除，以便有足够的通道帮助根尖周炎性坏死组织的清除。使用显微外科手术机头有益于操作进行。充分的冲洗是必要的，以防止过热导致骨坏死。

## 根尖切除及预备

大多数根尖三角区和副根管或侧根管存在于根尖 3mm 处，因此应将此部分切除。然而，如果冠方根管有台阶、穿孔或折裂的锉，可能需要切除较长的牙根。不建议倾斜截断牙根，因为这样做会暴露根管。应垂直牙齿长轴方向切除根尖。切除端应在放大镜下检查是否有裂纹。

可以用锋利的刮匙来去除肉芽组织，并且送去进行组织病理学检查。

根管应预备到至少 3mm 的深度。建议使用超声波进行根管预备（图 18.1）。它们更容易定向，进行更深层和保留性的预备。任何根管峡部都应该进行预备。

## 根尖部填充

根尖部充填物的理想性能如框表 18.2 所述。这些特性并不都存在于已有的根充材料，如汞合金、复合材料、玻璃离子聚合物和氧化锌丁香酚制剂中。因此，在 20 世纪 90 年代 MTA 发展起来。

MTA 的主要成分是硅酸三钙、铝酸三钙、硅酸钙和铁铝酸四钙。也包括氧化铋因其不射性，有白色和灰色的 MTA 可供选择，前者含有较少的铁、铝和镁。当 MTA 与无菌水混合时，它会产生抗菌性的高 pH。放置时间从 15min 到 4h，具体取决于使用的 MTA 类型。它没有毒性或致突变性，一旦凝固不容易溶解。MTA 也能促进牙体硬组织的形成。它可以使用载体和微型充填器进行放置；也可使用显微镜，以确保填充物与根管腔壁相适应（图 18.1）。

| 框表 18.1 根尖手术禁忌证 |
| --- |
| ·牙周支持不良 |
| ·不利的冠根比 |
| ·根管充填不良，可以改善 |
| ·冠部修复不良（龋齿或修复体位置不佳） |
| ·器械难以进入（上颌腭根、下颌磨牙根） |
| ·存在损伤到的牙神经、颏神经或上颌窦等结构的风险 |
| ·出血性疾病患者，正在接受放疗或服用双膦酸盐时应尽量避免治疗 |

| 框表 18.2 理想根充材料的性能 |
| --- |
| ·无毒、无致癌作用 |
| ·与宿主组织具有生物相容性 |
| ·不溶于组织液 |
| ·随着时间的推移，尺寸稳定 |
| ·易于使用 |
| ·无污染 |
| ·不透射线 |
| ·密封良好 |

表 18.1　各种皮瓣设计的优缺点

| 水平切口 | 类型 | | 优点 | 缺点 |
| --- | --- | --- | --- | --- |
| 部分的黏骨膜瓣 | | | | |
| 半月形切口 | 在牙龈黏膜处做水平切口 | | 术后使牙龈最小限度地退缩 | 不利于创造良好的手术通路<br>切口边缘较难对位缝合且可能会有大面积瘢痕的产生 |
| 牙龈下切口 | 皮瓣在牙龈内隆起，在边缘留下 4mm 附着的牙龈 | | 冠方牙龈完全没有受到影响，使牙龈最小限度地退缩<br>可用于同时进行手术和非手术牙髓手术的情况，因为切口不会干扰橡皮障的放置 | 如果附着牙龈太少，整个区域可能会坏死，导致美观性很差切口线可能在缺损上方，无法在骨组织上闭合<br>有可能留下瘢痕<br>根骨和牙周缺损可以忽略 |
| 完全的黏骨膜瓣 | | | | |
| 保留龈乳头切口（扇形瓣） | 牙龈乳头不在切口内 | | 术后减少牙龈退缩 | 操作时比其他技术更加困难 |
| 全厚切口 | 全厚牙龈组织都在设计切口范围之内 | | 利于操作<br>有较好的术野 | 可能会使牙龈退缩 |

## 缝 合

软组织瓣必须加压复位。建议使用非吸收性单丝缝合线重新缝合皮瓣，因为它们会减少瘢痕的挛缩，从而减少炎症。

## 复 查

建议术后 4d 拆线。临床检查是必要的，以确认软组织愈合。建议术后至少 6 个月进行 X 线检查（图 18.2）。然而，颌骨的愈合，尤其是皮质骨的愈合，可能需要一年以上的时间，并且可能需要更多的检查。

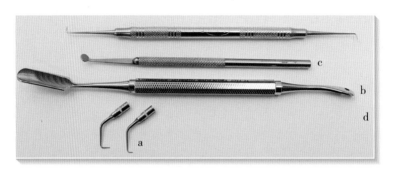

**图 18.1** a. 用于显微外科预备的超声探头。b. 骨膜剥离器。c. 显微口镜。d. 显微充填器

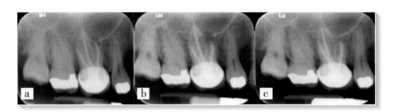

**图 18.2** a. 术前根尖周显示近中根有病变。b. X 线片显示进行了近中根根尖切除和 MTA 根端充填。c. 1 年后的影像学检查显示病变已消失

# 第 4 部分

# 疼痛与疼痛管理

# 19 牙源性和非牙源性疼痛

疼痛是一种不愉快的感觉或情绪体验，可能与实际或潜在的组织损伤有关。口腔结构的疼痛主要分为牙源性疼痛（与牙齿有关）或非牙源性疼痛（非牙齿来源的）（表19.1）。患者详细的疼痛史对于鉴别诊断是非常宝贵的。病史也应包括系统性疾病，如类风湿性关节炎、慢性神经问题或偏头痛可能与非牙源性疼痛相关。目前使用的药物也应该记录在案。在选择适当的特殊测试以确定病因之前，需要进行彻底的检查。如果对诊断有疑问，或似乎是非牙源性的，应将患者转诊至适当的二级护理部门。

## 疼痛史

疼痛史中必须确定的详细信息包括以下内容。

### 发病部位

应该询问患者的疼痛部位。如果患者牙周组织有炎症，则患者可定位患牙。然而，单纯的牙髓源性疼痛很难定位。非牙源性疼痛可以是局限性或弥漫性的，也可以是浅表的或深层的。容易局限的浅表性疼痛往往是神经病理性的，而肌肉骨骼疼痛则感觉更深，更难定位。内脏疼痛通常是深而弥漫的。

牵涉痛是指患者感知到疼痛的部位并非疼痛实际来源部位（图19.1）。这会使诊断复杂化，增加"治疗"错牙的风险（图19.2）。非牙源性疼痛可牵涉到牙齿，牙源性疼痛可牵涉到头颈部其他部位。这种症状通常局限在同一部位的皮肤处，并且倾向于更靠近神经源而不是真正的疼痛源（如，前磨牙疼痛更可能是牵涉到磨牙而不是切牙）。

沿神经分支的远端投射的疼痛表明是神经病变引起的。穿过中线的疼痛可能是精神性疼痛，而上颌疼痛随着患者姿势改变发生疼痛部位的变化则说明可能是鼻窦炎。

### 发病时间

应该询问患者疼痛是什么时候开始的，以及是否有什么触发了疼痛。患者可能会想起是否用力咬过东西，充填物脱落，或者最近接受过牙科治疗。这些情况表明疼痛是牙源性的，但必须注意不要妄下结论。牙源性疼痛通常比非牙源性疼痛起病快。

### 发病特点

确定疼痛的特点和严重程度是疼痛史的重要组成部分。肌肉疼痛通常表现为隐痛。神经源性疼痛的特征是有烧灼感。血管源性疼痛（即头痛）常为搏动性疼痛。牙源性疼痛可从偶尔的敏感或触痛到持续的跳痛。

### 疼痛的开始和缓解

牙源性疼痛通常是由热变化引起的，或是用患牙咬物。虽然冷刺激可以引起症状，但是它有时可以缓解牙髓的疼痛。非牙源性疼痛（如三叉神经痛）可存在触发点，但其他的疼痛则不那么典型。评估缓解因素是很重要。如果疼痛是由炎症引起的，则非甾体抗炎药有望能缓解这种疼痛。应询问患者有无其他伴随症状或体征。组织肿胀是感染性或炎症的典型症状，而感觉异常则表明是神经病变。恶心、头晕或运动功能异常表明有全身性、代谢性或颅内的异常。

## 评估

必须对患者进行彻底的口外检查，以评估面部的不对称、淋巴结肿大或组织肿胀。如果疼痛被认为是肌肉引起的，则应触诊肌肉以确定是否有触痛。

口内检查包括评估软组织是否肿胀、病变和窦道。颊部咬伤（颊白线）和舌缘齿痕是异常功能活动的指标（图19.3）。应检查牙齿的活动度、磨损、龋坏，大型修复体和牙周附着深度，并且在牙齿的冠部和水平部进行叩诊。在根尖上方的颊沟中触诊可以提供有关根尖周组织炎症状态的一些信息。口内检查主要有助于诊断牙源性问题，但缺乏能揭示非牙源性病因的发现。

## 特殊测试

特殊测试用于鉴别诊断。这些特殊测试包括使用冷热刺激来复制患者的疼痛、牙髓活力测试和牙齿松动情况的检查。局部麻醉也可以用来定位疼痛区域（见第 5 章）。

传统的牙科射线照片可以提供有关牙周支持组织、牙齿修复状态、根尖周组织状态和牙根有无根折的信息（见第 7 章）。对于非牙源性疾病，可以使用更专业的影像学图像来评估中枢神经系统病变（CT 扫描）、唾液腺病变（涎腺造影）、颞下颌关节病变（牙科全景断层摄影术（DTP）和血管造影）和血管病变（血管造影）。然而，这些专业的放射检查通常需要口腔颌面、耳鼻喉科和（或）口腔医学专家会诊。

表 19.1　牙源性和非牙源性疼痛的原因和特点。

|  | 发病部位 | 发病时间 | 持续时间 | 特点 |
|---|---|---|---|---|
| **牙源性疼痛病因** |  |  |  |  |
| 可逆 / 不可逆性牙髓炎 | 可能很难定位 | 快速 | 不定，取决于严重程度 | 跳痛 |
| 牙本质过敏症 | 局限性的 | 瞬时 | 瞬时性 | 尖锐疼痛 |
| 急性根尖周炎 | 局限性的 | 快速 | 持续性 | 剧烈疼痛 |
| 急性根尖脓肿 | 局限性的 | 快速 | 持续性 | 剧烈压痛 |
| 急性牙周脓肿 | 局限性的 | 快速 | 持续性 | 剧烈压痛 |
| 冠周炎 | 局限性的 | 快速 | 持续性 | 剧烈压痛 |
| 干槽症 | 局限性的 | 快速 | 持续性 | 剧烈疼痛 |
| **非牙源性原因** |  |  |  |  |
| 肌肉骨骼 | 弥漫性的 | 缓慢 | 持续性 | 钝痛 |
| 神经血管疼痛 | 弥漫性的 | 变化的 | 间歇性 | 跳痛，搏动性疼痛 |
| 神经性疼痛 | 局限性的 | 变化的 | 变化无常，通常是短暂的阵痛 | 剧烈、灼烧样疼痛 |
| 心理上的痛苦 | 变化的 | 变化的 | 通常是持续性 | 多变的 |
| 与疾病进程有关的疼痛 | 弥漫性的 | 缓慢 | 持续性 | 钝痛 |

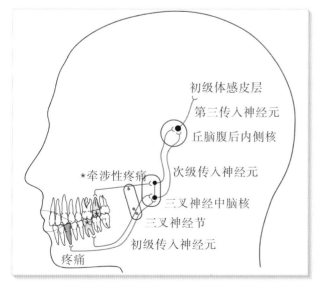

图 19.1　许多初级传入神经元汇聚到一个次级传入神经元，许多次级传入神经元汇聚到一个第三级传入神经元。因此，来自三叉神经下颌支痛觉感受器的疼痛不仅会导致该支分布的其他部位（即下颌磨牙）的疼痛，而且还会引起上颌支的疼痛

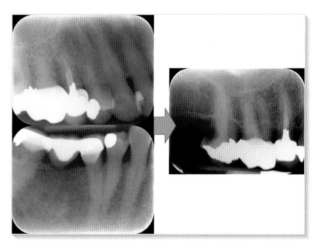

图 19.2　患者主诉右侧牙齿周围长期冷热刺激痛。a. 拍摄牙片，右下第二前磨牙被认为是导致刺激痛的患牙。取下右下第二前磨牙的牙冠，并放置牙髓安抚剂。然而，冷热刺激痛没有缓解，随后对患者进行口腔全面检查并拍摄牙片以查找病影，牙片（b）显示右上第三磨牙远中有深龋。拔除右上第三磨牙后，患者冷热刺激痛消失。然而，未能在第一时间做出正确的诊断，已导致右下第二前磨牙进行了不必要的根管治疗

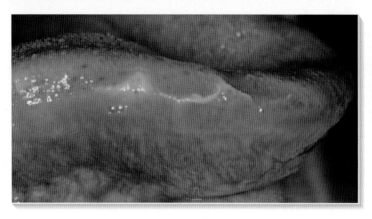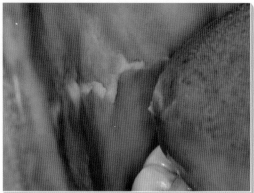

图 19.3　舌缘齿痕（a）和颊部白线（b）

# 20 牙髓治疗中的局部麻醉

三叉神经由三个主要分支组成，主要是传递组织的感觉。上颌支和下颌支分别为各自的颌弓传递感觉。牙齿受初级传入纤维的支配，初级传入纤维的末梢在牙髓 – 牙本质复合体和牙周膜中。负责传导疼痛的纤维（痛觉纤维）是 A δ 和 C 纤维（表 20.1）。如果需要进行根管治疗，抑制这些纤维对于促进有效的治疗是很重要的。因此，局部麻醉剂可逆性阻断存在于神经轴突膜的钠通道是必要的。这就阻止了大脑皮层的去极化和疼痛反应的传递。有多种牙科局部麻醉剂可供使用（表 20.2）。

## 局部麻醉管理

为了使局部麻醉达到充足的局部麻醉持续时间和麻醉深度：

- 使用表面麻醉凝胶。
- 不可逆牙髓炎可能需要超过一个安瓿瓶的局麻药。
- 上颌牙齿可通过颊部和腭部浸润麻醉来达到有效麻醉（以 3：1 剂量）。
- 下磨牙和第二前磨牙需要使用利多卡因进行下牙槽神经阻滞麻醉。建议使用阿替卡因进行额外的颊部浸润麻醉，以阻断颊神经。
- 从一开始避免患者产生疼痛是局部麻醉首要任务，这比采用额外措施增加麻醉深度更有效。
- 下颌第一前磨牙可通过神经阻滞成功麻醉。
- 由于来自下颌对侧切牙神经支的交叉支配，神经阻滞麻醉并不总能充分麻醉下切牙，所以这些牙齿需要补充颊侧和舌侧的浸润麻醉。

## 局部麻醉成功的评估

- 现代局部麻醉剂在正常情况下起效迅速，而在不可逆性牙髓炎的情况下，则需要更长的等待时间和补充麻醉。

- 充分麻醉的评估通常是询问患者嘴唇是否有麻木，或用锋利的探针评估黏膜反应。然而，患者的回答可能是主观的和不精确的。
- 可使用电牙髓测试仪或 Endofrost 测试无症状邻牙作阳性对照，如患牙测试反应阴性则表明麻醉起效。然而，在不可逆性牙髓炎的情况下，牙髓测试仪测试反应阴性仍然不能保证充分麻醉，应建议患者可能需进行进一步的补充注射。

## 局部麻醉失败及替代技术

如果麻醉剂用量不足或注射部位不正确，或者牙医没有足够的时间等待麻醉剂发挥作用，则可能导致牙科麻醉失败。术区也可能有副神经需要额外的麻醉。在严重的牙髓炎症中，如不可逆性牙髓炎中，往往更难获得有效麻醉。原因如下：

- 组织在处于炎症状态时是酸性的，这会减少麻醉剂穿过神经膜的量。
- 处于炎症的牙髓组织增加河豚毒素抵抗（TTX–R）钠通道，导致对麻醉剂不敏感，而有些麻醉剂不能有效地阻断这些钠通道，因此神经在受到伤害性刺激后仍会去极化。
- 炎性组织的兴奋阈值较低，因此更可能在有害刺激下去极化。
- 患者在感到疼痛时通常会更紧张，这也可能降低患者的痛阈。

下颌磨牙牙髓最难达到充分的麻醉，如果这些牙齿对下牙槽神经阻滞和长时间颊部浸润没有反应，可以使用甲哌卡因（能够阻断 TTX–R 钠通道）在稍高的位置尝试第二次神经阻滞麻醉。麻醉也可以通过骨内、韧带内或牙髓入路进行。

## 牙髓手术的附加麻醉要求

- 在进行手术时，需要在更大的区域进行麻醉，所以要使用更大剂量的麻醉剂。

• 手术中翻瓣也会降低麻醉剂的有效性，因为组织出血和术区冲洗会导致麻醉剂被稀释。

• 如有可能，应使用含肾上腺素的麻醉剂，并且在开始做手术切口之前，必须等待足够的时间使其发挥作用。肾上腺素会使小动脉收缩，从而减少流向手术区的血流量，以减少围手术期出血。这不仅可以改善手术过程中的术区视野，还可以延长麻醉时间。

## 局部麻醉的不良反应

• 局部麻醉的副作用包括肾上腺素对心血管产生的影响。患者可能会出现心动过速或短暂的血压升高。

• 局部麻醉剂过量会产生全身效应，如肌肉抽搐、震颤和痉挛，随后出现镇静、低血压和呼吸骤停。

• 舌神经或下牙槽神经长期感觉异常是下牙槽神经阻滞麻醉后一种非常罕见的并发症。

• 复视、眼肌麻痹及一过性失明也是下牙槽神经和上牙槽后神经阻滞后非常罕见的并发症。

**表 20.1** Aδ 和 C 纤维的特性

|  | Aδ | C |
|---|---|---|
| 刺激因素 | 压力和热刺激 | 压力、热刺激和化学刺激 |
| 感觉 | 尖锐的刺痛 | 隐痛、钝痛 |
| 是否有髓鞘 | 是 | 否 |
| 直径（μm） | 1~5 | 0.2~1.5 |
| 传导速度（m/s） | 5~40 | 0.5~2.0 |

**表 20.2** 牙科常用局部麻醉剂

| 麻醉剂 | 商业名称 | 制造商 | 安瓿大小 | 血管收缩剂 | 是否含乳液 |
|---|---|---|---|---|---|
| 利多卡因 2% | Xylocaine | Dentsply | 2.2 | 肾上腺素 1∶80 000 | 是 |
|  | Lignospan Special | Septodont | 1.8 或 2.2 | 肾上腺素 1∶80 000 | 是 |
|  | Lignokent | Kent Express | 2.2 | 肾上腺素 1∶80 000 | 是 |
| 阿替卡因 4% | Septanest 1∶100 000 | Septodont | 2.2 | 肾上腺素 1∶100 000 | 是 |
|  | Septanest 1∶200 000 | Septodont | 2.2 | 肾上腺素 1∶200 000 | 是 |
|  | Artikent | Kent Express | 2.2 | 肾上腺素 1∶100 000 | 是 |
| 丙胺卡因 3% | Citanest 3% | Dentsply | 2.2 | 苯赖加压素 0.03IU/ml | 是 |
| 卡波卡因 2% | Scandonest 2% Special | Septodont | 2.2 | 肾上腺素 1∶100 000 | 是 |
| 卡波卡因 3% | Scandonest 2% plain | Septodont | 2.2 | 无 | 是 |

# 21 牙髓治疗中的疼痛管理

口腔组织的疼痛有牙源性或非牙源性（见第19章）。对于因急性牙髓炎、急性根尖周炎或急性根尖脓肿而出现疼痛的患者，可能需要进行急诊牙髓治疗。疼痛也可能发生在牙髓治疗期间或之后。重要的是要尽可能防止这种情况的发生，如果确实发生了，就要进行适当的治疗。

## 急性牙髓炎和急性根尖周炎的治疗

急性牙髓炎和急性根尖周炎是由于细菌刺激导致牙髓和（或）根尖周组织发炎（见第1章和第2章）。

- 出现疼痛的患者需要去除这种刺激物。
- 治疗包括去除龋坏部位，然后进行牙髓摘除和根管清理。
- 应放置临时敷料和充填物，以防止再次感染。
- 如果由于时间不够而无法进行彻底清创，或患者出现"处于炎症的牙髓"而无法进行器械治疗，应在根管上涂抹牙髓治疗糊剂（类固醇/抗生素糊剂），以抑制牙髓炎症。

## 急性根尖脓肿的疼痛管理

当患者因急性根尖脓肿而就诊时，治疗的目的是建立外科引流，并通过根管治疗术来清除感染来源。

- 只有在有证据表明感染扩散或波及全身时才使用抗生素（框表21.1）。
- 不得将抗生素用作牙科干预的替代品。
- 因系统性疾病（如艾滋病、白血病或控制不佳的糖尿病）而导致免疫系统受损的患者，在进行手术时可能需要使用抗生素。
- 患者应根据个人情况进行评估，只有在必要时才可使用抗生素。对于患者的感染与根管治疗患牙有关的，在紧急情况下无法建立引流或消除感染来源时，可使用抗生素。

- 抗生素可用于这些患者使感染局限化，治疗全身感染并暂时缓解症状。而在任何情况下，都必须尽快进行彻底治疗。
- 口腔内脓肿可通过手术排出脓液，减少细菌总量。在脓肿上使用 Endofrost 可以减少切开脓肿时的疼痛。

## 围手术期疼痛管理

在根管治疗之前和治疗期间，控制疼痛以保持患者的舒适性，并使操作者能够高效地进行操作，这一点是很重要。

- 局部麻醉注射的疼痛应通过表面麻醉来缓解，然后缓慢地注射预热的局部麻醉剂，以避免组织过度肿胀。由于腭部组织顺应性低，所以腭部注射疼痛更剧烈。用口镜柄用力按压腭大孔区域有助于减少压痛。上颌前牙有密集的神经支配，这会增加注射时的疼痛。在注射过程中按摩这些组织可以降低组织的敏感性。
- 在开始治疗前，必须留出足够的时间等待麻醉剂生效（见第20章）。在长时间的手术过程中，还应为患者提供咬合垫，以尽量减少患者的下颌骨疲劳和疼痛。
- 次氯酸盐事故会导致围手术期和术后疼痛。如果次氯酸盐通过根管侧壁穿孔被挤出根周组织，或者次氯酸盐在压力下被挤出根尖孔，就会发生这种情况。降低次氯酸盐事故风险的方法如图21.1所示。如果发生这种事故，应停止治疗，并对该区域进行额外的局部麻醉。冷敷应该与止痛同时进行，最好是联合使用非甾体抗炎药和对乙酰氨基酚；也可以让患者服用抗生素，并在24h后对患者进行复查。

## 术后疼痛处理

牙髓治疗术后疼痛发作是指非手术根管治疗

后发生的急性疼痛和肿胀。某些术前因素（图21.2）和治疗因素（图21.3）也会使患者更容易受到术后疼痛的影响。

- 将根管化学、机械预备限制在根管内，可以将急性发作的可能降至最低。
- 如果使用根管通畅锉，则使用小号锉。
- 在首次就诊时，患者的牙髓应被清除，根管应被完全清洁并成形，以减少残留在根管中的细菌。
- 谨慎的技术和采用冠向下技术将最大限度地减少根管碎屑中的细菌被挤压到根管外的总量。
- 降低根管治疗患牙的咬合也可以减少患者的术后不适。
- 在无用药禁忌的情况下，使用非甾体抗炎药，如布洛芬，必要时辅以对乙酰氨基酚，可以用于缓解术后疼痛。
- 长效局部麻醉剂可用于延迟和（或）减轻术后疼痛。
- 无差别地在患者治疗后开出抗生素的处方并不是常规合理的，因为只有不到10%的病例会发生急性感染。
- 如果患者出现术后急性疼痛，应建议他/她服止痛药减轻疼痛，但要确保不超过建议的剂量限制。
- 如果术后出现组织肿胀，则要重新开放牙齿以建立引流，并进一步清理和冲洗。
- 抗生素只能用于免疫缺陷患者、持续感染或感染扩散的患者（表21.1）。

**框表 21.1 全身感染的症状和体征**

| 症状 | 体征 |
| --- | --- |
| ·体温升高 | ·不适 |
| ·皮肤潮红 | ·恶心 |
| ·心率加快 | ·食欲缺乏 |
| ·低血压 | ·疲劳 |
| ·肿胀 | |

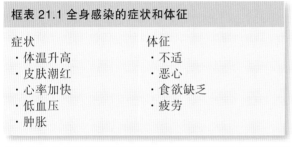
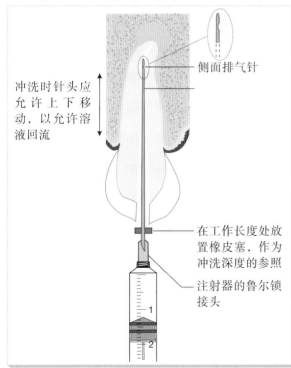

图 21.1　减少次氯酸盐治疗事故的方法

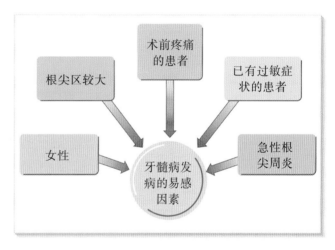

图 21.2　术后疾病发作的易感因素

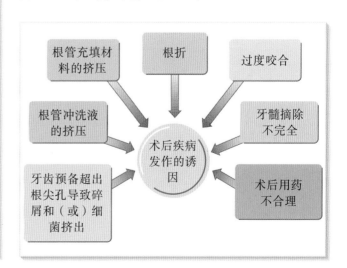

图 21.3　术后疾病发作的诱因

**表 21.1** 牙体牙髓病科常用抗生素的优缺点

| 抗生素 | 优点 | 缺点 |
| --- | --- | --- |
| 阿莫西林 | ・对革兰氏阳性菌有高抗菌活性<br>・广谱<br>・副作用最小<br>・怀孕期间能安全使用 | ・一些细菌对青霉素产生了耐药性<br>・青霉素可能与 I 型超敏反应（过敏反应）有关 |
| 甲硝唑 | ・有效对抗专性厌氧菌<br>・对甲硝唑的耐药性并不常见 | ・没有阿莫西林那么广泛的抗菌作用<br>・可能伴有恶心、呕吐等不良反应（尤其是饮酒后）<br>・与含锂药物发生反应<br>・孕妇不建议使用 |
| 红霉素 | ・广谱抗兼性和专性厌氧菌活性<br>・耐药性不如阿莫西林常见<br>・怀孕期间能安全使用 | ・革兰氏阴性菌对红霉素耐药<br>・常见副作用包括腹部不适、腹泻、恶心和呕吐 |

# 根管治疗的结果

## 22 根管治疗的结果

根管治疗成功的表现包括没有疼痛、肿胀和其他症状，没有窦道、功能丧失，并且有放射学证据表明牙根周围的牙周膜间隙正常。治疗结果也可以通过评估口腔中牙齿在治疗后的存留时间来衡量。虽然这可能会被认为是一个更粗略的评估方式，因为它往往与患者个体情况相关。通过对患者进行一段时间的随访，确定患牙治疗是否成功或患牙能否存留。

根管治疗的成功率为60%~100%。当使用CBCT评估结果时，显示出较低的初期愈合率。再治疗病例的成功率低于初次治疗。

影响预后的因素可分为术前、围手术期和术后因素（框表22.1）。

### 术前因素

• 根尖周有暗影被认为是影响结果的最重要因素之一，暗影表明根管系统内有大量的细菌。

• 窦道的存在通常与细菌种类的增加有关，而细菌种类越复杂病灶更难消除。

• 伴有牙周病变的患牙的治疗成功率较低。良好的治疗结果不仅依赖于根管的化学、机械清创，还依赖于充分的牙根表面清创和患者配合。

• 多根牙的治疗成功率往往低于单根牙。这是因为多根牙的形态比较复杂。

• 当残存的牙冠已经极小（图22.1）或牙体中已存在很容易扩展的裂纹时，牙齿折裂和需要拔牙的风险增加。

• 如果患牙位于牙弓中最远端，或者它与相邻牙齿没有两个邻面接触，则牙折的风险会增加（图22.2）。

• 如果根管先前已形成台阶或被堵塞，或者存在其他操作错误（如穿孔），在根管再治疗时，这些都会妨碍术者清理根管和对根尖部分的消毒。这种情况下预后会变差。

• 那些最初按照高临床标准进行治疗但仍然失败的患者，行根管再治疗的成功概率较低，原因可能是存在毒力较强的细菌或根尖区解剖结构复杂。

### 围手术期因素

• 术者的经验越丰富，治疗成功的机会就越高，尤其是在处理复杂病例时。

• 术者经常使用放大镜，将有助于其定位一些额外的根管（如MB2），以增加治疗成功的可能性。

• 次氯酸钠是最有效的根管冲洗液，因为它具有广谱抗菌活性，能够溶解有机物质，如坏死的牙髓（见第12章）。

• 氢氧化钙可用作根管封药，以减少次氯酸钠化学机械处理后残留的细菌量。它特别适用于牙根内吸收的患者或有持续渗出的根管（见第13章）。然而，一次就诊即完成治疗和多次就诊、使用根管内暂封剂的治疗效果相比没有差异。

• 围手术期影响根管治疗结果的主要因素之一是橡皮障的使用，因为它有助于次氯酸钠的使用。

• 在根尖周有暗影的患牙中，测量工作长度和确保根管通畅是成功的关键。

• 任何阻碍彻底性化学机械清创的错误操作都会降低治疗的成功率。

• 对术前有根尖周暗影的患者行根管治疗时，根管充填到根尖2mm以内时疗效最好。

• 根管充填不足和过度填充都会降低治疗成功率。

### 术后因素

• 重要的是，根管系统要在冠方进行密封，以防止细菌再污染。

• 治疗后牙折是拔除根管治疗牙齿的主要原因。后牙若失去一个或两个边缘嵴和（或）出现微裂纹，应采用牙尖覆盖修复体进行修复。

• 受力增加的牙齿更容易治疗失败。这些牙包括那些用作桥梁或假牙的基牙，以及功能异常患者的牙齿。

• 继发龋和不受控制的牙周病也会降低根管治疗患牙的存留率。

**框表 22.1 影响治疗成功率的因素**

**影响根管治疗预后的术前因素**
- 病史 – 糖尿病患者或免疫抑制的患者
- 存在根尖周区域
- 存在瘘管
- 术前有根尖暗影
- 多根牙
- 残存的牙体组织有限
- 没有牙本质肩领
- 牙齿位于牙弓末端位置
- 折裂牙
- 已存在无法绕过的根管台阶或根管堵塞
- 已存在根管穿孔
- 经历过完善的根管治疗但失败了

**影响根管治疗预后的围手术期因素分析**
- 经验丰富的临床医生
- 使用显微镜
- 选择适当的根管冲洗液
- 用仪器来检测所有根管的长度
- 所有根管的填充应在根尖 2mm 以内
- 防止操作错误，如形成台阶和阻塞根管等

**影响根管治疗预后的术后因素**
- 牙冠上的暂封材料有缺损
- 牙尖覆盖修复体的缺失
- 将患牙作为基牙
- 不可控的牙周病
- 继发龋
- 异常的功能活动

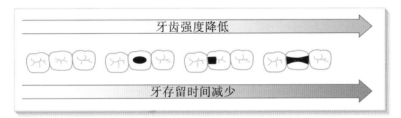

图 22.1　牙冠组织和边缘嵴的丧失会导致牙折风险增加和牙齿存留时间减少

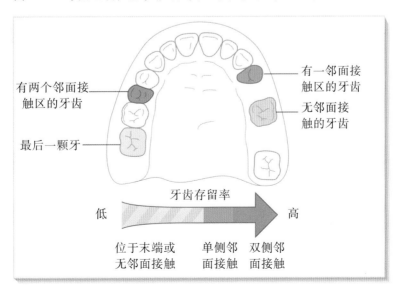

图 22.2　牙齿在牙弓中的位置和邻面接触区的数量将影响根管治疗患牙的存活

# 23 根尖手术的结果

当根尖手术没有疼痛、肿胀和其他症状，没有窦道和功能丧失，并且有放射学证据表明牙根周围有正常的牙周膜间隙时，根尖手术即标志成功。

手术结果是通过在一段时间内随访患者来评估的。大多数评估根尖手术的研究都是由口腔外科或牙髓科专家进行的。现代根尖显微外科技术用于适当的患者，其成功率高达90%。

影响根尖手术疗效的因素可分为术前、围手术期和术后因素（框表23.1）。

## 术前因素

- 过去根尖手术的疗效不佳。然而，这是因为病例选择得不好，它被用来替代原本预后良好的正向根管充填。在大多数情况下，对于不良冠修复和根管充填不充分的牙齿，应首先进行再治疗，以确保根管在根管充填和冠修复之前得到充分消毒。
- 前牙比后牙有更高的成功率，因为手术入路更容易。
- 接受首次手术的牙齿，其预后比接受再治疗的牙齿好。很可能是因为以前的手术技术不好，包括将牙根端削成斜面或使牙根穿孔，使得操作者在第二次手术时几乎没有剩余的牙根用以预备和填充。
- 根尖周病变较大的牙齿会有更多的骨质流失，因此比病变较小的牙齿愈合需要更长的时间。
- 与传统的根管治疗一样，对无法修复的牙齿进行根尖手术是毫无意义的。牙齿有一个良好的冠向封闭是很重要的，如有需要可进行牙尖覆盖修复。

## 围手术期因素

- 牙科手术显微镜的使用彻底改变了手术方式，提高了手术成功的概率。它可以缩小截骨的大小，从而缩短愈合时间。
- 在显微外科技术之前，根尖区预备包括一个斜面，以改善根尖填充物放置的通道。然而，这个斜面使更多的牙本质小管暴露在周围组织中。目前根尖手术的目标是保持根尖尽可能平坦，以减少牙本质小管的暴露，从而减少细菌的排出。这些较小的切角也能保存更多的骨皮质和牙根的长度。
- 使用显微外科超声仪器穿透根尖区的根管并使其成形，使其更加保守，更易于充填。这一方法减少了由大车针引起的穿孔和裂纹的发生率。此外，使用传统技术的根尖区预备通常并不包括正在预备的根管（图23.1）。与显微外科技术相比，显微外科技术提高了术区可视性，让术者在根管范围内预备根尖区时变得更容易，同时也包括任何峡部和侧支根管。
- 汞合金已被 IRM 或 MTA 取代，这两种方法的成功率都很高（见第18章）。其他材料，如复合材料，过去曾被用作根管充填材料，但由于使用时难以获得干燥的牙根表面来用于粘接，因此不再建议使用。玻璃离子基填充材料也不再推荐，因为它们在潮湿环境中易吸水和分解。
- 在进行根尖手术时，设计皮瓣以确保有充分的入路是很重要的。在手术过程中应注重保护皮瓣并且保持湿润。牵引器应该放在骨上而不是皮瓣上，以减少撕裂皮瓣或压碎骨质的风险，从而避免延迟愈合。

## 术后因素

- 进行过根尖手术的牙齿与传统根管治疗的牙齿均需要进行牙尖覆盖修复的保护。
- 由于术后残根减少，骨支持减少，将这些牙齿用作固定或可摘局部义齿的基牙会显著降低其长期预后。

框表 23.1 影响根管手术结果的因素

**影响根尖手术预后的术前因素分析**
- 病史
- 病例选择
- 牙位
- 初次手术或再次手术
- 根尖周病变的大小
- 牙体组织残存量

**影响根尖手术预后的围手术期因素分析**
- 术者的经验
- 显微镜的使用
- 皮瓣设计
- 骨切除量
- 根尖预备技术
- 根尖封闭材料

**影响根尖手术预后的因素分析**
- 牙尖覆盖修复体
- 将患牙作为基牙
- 牙周病
- 继发龋
- 异常的功能活动

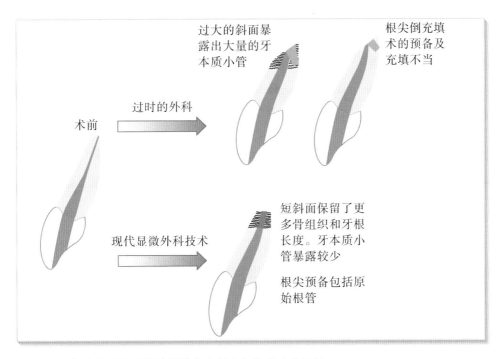

图 23.1　传统和现代显微外科技术在根尖切除术中的比较

第 6 部分

# 牙髓病与其他口腔疾病

# 24 牙髓和牙周的相互作用

大多数牙髓疾病和牙周疾病是单独发生的，然而，有时其中一种病变的存在可以促进另一种病变的发展。在这些情况下，可以根据其主要病因对该病进行分类（表24.1）。疾病诊断往往具有挑战性，因为这两种疾病可能以相似的方式出现。因此，良好的病史采集、细致的临床和影像学检查十分必要。对于同时存在牙髓和牙周问题的牙齿来说，疾病治疗与牙髓治疗和牙周手术相关，因此其预后是较差的。根管治疗完全依赖足够的化学机械预备和恰当的根管充填，牙周治疗则需要操作者进行细致的清创，同时也需要患者的配合和依从。对于牙周受累的患者，长期的牙周维护也是必要的。

## 原发性牙髓疾病

原发性牙髓疾病是由牙髓的炎性变化引起的，最常见的原因是外伤或龋齿。如果不及时治疗，细菌会扩散到根尖部，引起炎症，导致根尖周围骨质的丧失。脓液可以通过牙周膜间隙这一阻力最小的路径积聚和排出，尽管探针和牙胶尖可以通过窦道插入到牙齿根尖部，但是最开始牙齿其他部位并没有出现探诊深度加深。如果牙菌斑和牙石在窦道开口周围堆积，它们会引起牙龈炎症，进而进展到边缘骨和牙周膜，导致牙周破坏。这就是继发牙周疾病的原发性牙髓疾病。带有感染坏死牙髓的侧支根管或分叉，或不能立即修复的穿孔，也可导致继发性牙周病。细微裂纹和牙根纵裂能形成单个牙周袋沿沟内窦道引流脓液。

原发性牙髓损害时牙齿对活力测试无反应。牙齿可能存在大面积修复体、龋坏和（或）出现裂纹。继发性牙周受累者可表现为牙菌斑和牙结石的积聚，根尖片可显示受累牙齿周围有角形骨缺损；而其他牙齿周围的骨水平通常表现正常。

原发性牙髓病变应首先通过根管治疗来控制。如果病变有继发性牙周病变，牙周治疗也是必要的。

## 原发性牙周疾病

原发性牙周疾病是由于易感个体牙菌斑和牙结石积聚导致的边缘性牙周炎症引起的。随着牙周感染向根尖发展，侧支根管和根尖暴露于龈沟的细菌内。细菌可以通过牙本质小管进入牙髓。然而，这在牙髓健康的牙齿中并不常见，因为牙髓的流体静压力在牙本质小管中会产生向外的流体运动，从而限制细菌侵入。这种细菌刺激引起的牙髓炎症和坏死被称为原发性牙周疾病继发牙髓病变。牙周洁治术和根面平整术也可能因为去除牙骨质暴露牙本质小管以及破坏通过根尖侧孔或副孔进入牙髓的血液供应而导致牙髓炎症，但以这种方式发生的牙髓疾患是非常罕见的。

在原发性牙周病变中，牙周病变与牙菌斑和牙结石有关，并且有较深的探诊深度。在根尖片上可以发现广泛的边缘性水平骨吸收，牙齿只能进行较小程度的修复，并且对活力测试呈现阳性反应。然而，如果继发牙髓损伤，则牙齿对活力测试的反应为阴性；除了边缘骨吸收外，还会有根尖周骨吸收。原发性牙周疾病需要进行牙周治疗，如果继发牙髓病变，则需要进行根管治疗，并且根管治疗应首先进行。

## 伴随性和联合性疾病

有时，有牙髓疾病的牙齿也可患有独立的牙周病变。如果没有临床证据表明一种疾病导致了另一种疾病，并且临床和放射学检查显示牙周和牙髓病变是独立的个体，则这种疾病被称为伴随性的牙髓和牙周疾病。一旦两种病变结合，这种疾病可被归类为牙髓–牙周联合病变。

在这些患者中，临床检查显示一颗无活力的

牙齿周围可能会有牙菌斑和牙结石堆积，以及较深的探诊深度。受牙髓疾病的影响，患牙的根尖片上会显示出水平性和角形骨吸收区域。对于这些患者，牙髓和牙周治疗都是疾病愈合所必需的。

## 顽固性疾病的处理

如果在经过细致的牙髓和牙周治疗后疾病仍然存在，则应考虑替代治疗方法：

1. 牙根切除或半切除术通常用于一个或多个牙根无法保留的多根牙。应仔细评估牙齿，以确认牙根可切除且未融合。

必须检查牙齿的可修复性和咬合负荷，以确保牙齿在牙根支持力减少的情况下仍能正常工作。理想情况下，要进行牙根切除的牙齿应该首先进行根管治疗，然后再进行切除，用硅酸钙材料密封牙根，并进行根管再成形，以防止形成难以清洁的食物和牙菌斑沉积。

2. 如有必要，拔除患牙并用种植体、桥体或义齿替代。

表 24.1　牙髓和牙周病变的特征

| | 原发性牙髓病 | 继发牙周病变的原发性牙髓病 | 原发性牙周病 | 继发牙髓病变的原发性牙周病 | 伴随性和真正的牙髓–牙周联合性疾病 |
|---|---|---|---|---|---|
| 图解 | | | | | |
| | → 炎症的感染路径 | | ∞ 菌斑/结石积聚 | | — 侧支根管和根分叉 |
| 牙髓活力测试反应 | 阴性 | 阴性 | 阳性 | 阴性 | 阴性 |
| 修复状态 | 深龋或有修复体或创伤史 | 深龋或有修复体或创伤史 | 无相关性疾病－牙齿被小范围修复 | 无相关性疾病－牙齿被小范围修复 | 深龋或有修复体或创伤史 |
| 牙周袋 | 仅当脓液通过牙周韧带排出时，才会出现深牙周袋。否则无牙周袋 | 个别牙牙周袋较宽，与牙菌斑和牙结石有关 | 多颗牙有宽牙周袋 | 多颗牙有宽牙周袋 | 多颗牙有宽牙周袋 |
| 根尖 X 线片检查结果 | 存在根尖周炎症区域，但无边缘性骨吸收 | 根尖周炎症区域的存在和局部边缘性骨吸收导致垂直骨缺损 | 广泛性骨质吸收。无根尖周炎症区域 | 牙周出现广而深的广泛性骨吸收，根尖周区域也可被波及 | 牙周出现广而深的广泛性骨吸收，根尖周区域已被波及 |
| 治疗 | 仅进行根管治疗 | 牙周治疗后再进行根管治疗 | 仅进行牙周治疗 | 牙周治疗后再进行根管治疗 | 牙周治疗后再进行根管治疗 |

# 25 牙髓 – 正畸之间的交互作用

正畸治疗可能会影响牙齿的牙髓和根尖周状态，尤其是牙髓以前有过损伤，如深层充填或外伤等。可能需要正畸和根管治疗相结合的方法来规划复杂的修复病例以及确定外伤牙齿的处理。在第 34 章里描述了正畸治疗脱位牙的适应证。因此，对于两个专业来说，相互了解并认识到何时是需要采取联合治疗的情况是很重要的。

## 正畸治疗对牙髓和根尖周组织的影响

牙齿的正畸移动会引起牙髓轻微的炎症改变。这通常没有不良后果。然而，炎症变化会对龋齿或因外伤而受损（即发炎）的牙髓产生更深远的影响。在正畸治疗过程中，健康牙髓失活并不常见。如果正畸力量过大，牙齿的血液供应会受到损害，导致牙髓坏死。

正畸运动依赖于成骨细胞和破骨细胞的结合来重建骨。骨重建过程中产生的一些介质与炎症细胞释放的介质相同，在根尖周炎中这些介质会刺激骨的吸收。对于已经存在根尖周炎的牙齿来说，正畸移动可以增加这些介质的水平，导致根尖出现更多的骨吸收并产生更不可预测的移动。因此，在开始正畸治疗之前，应评估所有牙齿的牙髓和根尖周的状态以确保活髓牙和根管治疗的牙齿都不会表现出慢性根尖周炎的迹象。在没有根尖周炎的情况下，根管充填后牙齿的正畸移动是没有禁忌证的。而表现为慢性根尖周炎的牙齿应在正畸移动前进行治疗或再治疗。当所有术后不适消退，就可以开始正畸治疗。

历史上，氢氧化钙曾在正畸治疗期间被放置在根管中。然而，现已证明长期使用氢氧化钙会对牙齿造成损害。因此最好对根管立即进行充填（见第 27 章）。

## 正畸治疗对根管治疗的诊断和过程的影响

对于正接受正畸治疗的患者，诊断是具有挑战性的，因为牙齿移动带来的不适会给诊断带来困难。

当弓丝处于原位时，用橡皮障隔离牙齿是十分困难的，相反，临时拆除弓丝反而更容易。

如果弓丝保持在原位，建议使用缝隙封闭糊剂等材料以提高封闭性。

如果牙齿倾斜成一个角度，判断出这一角度很重要，以便能恰当地进入髓腔，避免发生穿孔。

广泛的根尖吸收会影响根尖定位仪读数。

## 正畸治疗对牙根吸收的影响

大多数接受固定矫治器正畸治疗的患者会出现少量吸收。偶尔会发生更广泛的吸收，这在上前牙中更为常见。表 25.1 中描述了增加健康牙齿牙根吸收风险的因素。正畸治疗被认为是牙根颈部外吸收的原因，然而，并没有强有力的证据来证明这一点。

## 正畸治疗对外伤牙的影响

如果牙髓没有严重受损（发炎或感染），受外伤的牙齿通常是可以正畸移动的，并且吸收风险很小。如果有牙髓坏死的证据，则有必要在正畸治疗前进行适当的牙髓治疗。框表 25.1 里显示了先前受外伤牙齿的正畸移动中牙根吸收大于正常量的可能因素。

如果牙齿发生外伤，则应停止所有正畸治疗，并进行 X 线片检查。如果患牙需要牙髓治疗，则应立即进行牙髓治疗。

患牙 3 个月后再做一次根尖周检查，在根尖周无变化且对临床试验反应正常的情况下，牙齿可以继续移动。

骨折愈合后的牙齿，如果在临床表现和影像学检查上表现正常，则可以进行正畸移动。

## 正畸在牙髓和修复治疗计划中的作用

如果对牙齿的长期预后有任何疑问，则可能需要正畸医生的意见来考虑拔牙和闭合间隙。这对于儿童的第一磨牙来说是很常见的，因为第二和第三磨牙的近中移位可以封闭这个空间。

**表 25.1**　预测活髓牙在正畸治疗期间产生吸收的因素

| 牙根形态 | 粗钝形或管状根 |
| --- | --- |
| 习惯 | ·咬指甲<br>·吮吸手指 |
| 医源性因素 | ·长期治疗<br>·过大的正畸力<br>·伸长移动<br>·压低移动<br>·牙齿移动量增加<br>·使用方丝弓进行转矩运动<br>·颌间弹性牵引 |

**框表 25.1 预测受外伤的牙齿产生进一步吸收的因素**

· 严重的外伤　嵌入性脱位和撕脱是产生牙吸收的最大风险因素
· 根尖孔的直径　根尖直径越大，吸收的风险越低
· 牙吸收史　正畸治疗前有吸收迹象的牙齿在正畸治疗过程中可能有更高的吸收风险

# 26 根管治疗后牙齿的修复

一旦根管治疗完成，牙齿冠部必须进行永久封闭，以防止细菌进入和根管再污染。随后要恢复其功能和美学形态。在后牙中，通常包括放置修复性材料的核，然后是牙尖覆盖修复（例如，高嵌体或牙冠）。理想核的材料特性如框表 26.1 所示。

汞合金具有高抗压和抗拉强度，足以满足核堆积的需要。主要的缺点是凝固缓慢，这阻碍了银汞合金作为临时冠核材料的可能。同时，它不具备黏附性，不能较好在牙齿上固位，并且还会发生微渗漏。随着更好的替代材料出现，汞合金不再被建议作为制作核的修复材料。

树脂改性的玻璃离子粘接剂具有中等强度，并能黏附在牙本质上。然而，它们表现出吸湿膨胀的特性，因此只能用作小到中等尺寸的核。它们的凝固不受含有丁香油酚的水门汀的抑制，因此是根部填充物和复合核之间的理想层。

目前复合材料制作的核越来越受到欢迎。因为它们具有良好的机械强度，并可以粘接到牙齿组织和各种类型的桩上。复合材料易于操作并可即刻固位，因此必要时可用于牙冠的牙体修复。复合材料应逐层放置，以尽量减少聚合收缩。目前引进的复合充填材料易于过度收缩。由于含丁香酚的密封剂可以抑制复合材料的凝固，因此所有残余的密封剂都必须在复合材料放置之前从髓腔中移除。

## 桩的放置

如果剩余牙体结构不足以支持和固位核，则需要桩来固位。桩不会加强剩余的牙齿结构强度。桩分为预成桩和由技工制作的铸造桩。表 26.1 显示了两种桩的优缺点。目前玻璃纤维桩已经取代了直接金属桩，其优点是它们具有更接近牙本质的弹性模量，并且可以一次粘接到根管中。现在，许多桩都能直接与常见的根管锥度相匹配，并且易于放置。纤维桩修复失败的最主要原因是桩的脱位，与此相反，金属桩修复失败的主要原因是牙根的折裂，从而导致牙齿无法再修复。

## 牙冠修复

与正常的活髓牙相比，经过根管治疗后的牙齿有更高的折裂风险。

需要根管治疗的牙齿通常有大量龋坏或被大面积修复，因此几乎没有正常牙体组织残留。而边缘嵴的缺失则降低了牙齿的抗折裂能力（见第 22 章）。

冲洗液和药物可以改变牙本质的强度和弹性。

口腔内异常的功能习惯会导致未进行修复治疗的牙齿出现细微的裂纹，这些裂纹会在无牙尖保护的情况下蔓延。

经过根管治疗的牙齿失去了本体感觉的反馈，往往会承受过大的咬合压力。因此，在没有完整边缘嵴的前磨牙和磨牙中，会建议患者进行牙冠修复。修复可以显著提高根管治疗后牙齿的存留率（图 26.1）。间接修复的时机在确定治疗可能成功和确保牙齿在过渡期间不会折裂或出现微渗漏之间平衡。在临床表现或影像学检查中无牙髓或牙周疾病表征的无症状牙齿，经治疗后在技术上达到令人满意的标准，则应在 1~2 周内永久修复。同时应放置正畸带环、临时牙冠或覆盖牙尖的复合修复体，以在过渡期将牙折裂的风险降至最低。在牙齿最终修复之前，还应建议患者避免用患牙咀嚼过硬食物。

## 根管治疗后的牙齿能否作为基牙

用作桥体和义齿基牙的牙齿在功能上会承受更大的负荷。如果桥是悬臂设计，或者如果牙齿是局部义齿的远端基牙，这种应力更大。因此，只要有可能，根管治疗后的牙齿应该避免作为基牙。若将其作为基牙，则应有足够的剩余牙体组织，牙根要有合适的大小来承受额外的负荷，并

且用牙冠修复来修复牙齿。

功能异常的咬合可导致根管治疗后基牙负荷过大，因此在治疗计划中应进行彻底的咬合分析。

表 26.1　预成桩和铸造桩的优缺点。

| | 预成桩 | 铸造桩 |
|---|---|---|
| 优点 | ·需要较少的根管预备，保持牙体结构<br>·玻璃纤维桩可以粘接到根部表面以形成良好的封闭<br>·桩可以在根管治疗后即刻放置，从而保持冠部封闭玻璃纤维桩具有牙齿色泽，从而提高了美观性<br>·仅需要一次椅旁操作，并且无实验室费用，使其成为一种更便宜的选择 | ·根管不是完美的圆柱形，因此可以将桩铸为适合根管的形态<br>·如果牙本质肩领较少，铸造柱则可以提供额外的硬度<br>·牙冠相对于根的角度可以轻松调整。但在预成桩中则较为困难<br>·使用超声波破坏封闭相对容易 |
| 缺点 | ·桩的拆除较为困难 | ·需要更多的椅旁操作时间和实验室时间<br>·需去除更多的牙体组织，以形成桩就位通道。这可能导致牙本质肩领的丢失和增加牙齿折裂的风险<br>·在铸造永久修复体期间，需要制作一个临时的桩冠<br>·临时桩的封闭较差<br>·桩修复体的失败通常与牙齿的折裂有关，并且不可避免要拔掉牙齿<br>·金属桩可以引起光线的反射，并且很难用瓷修复体修复 |

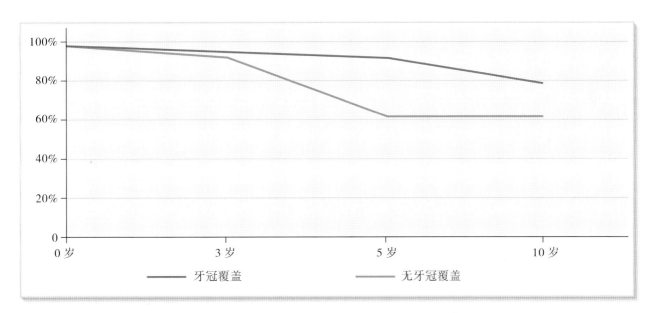

图 26.1　图表中展现了根管治疗后的牙齿进行牙冠修复和未进行牙冠修复的保存率

---

**框表 26.1 理想核材料的特性**

·尺寸稳定性
·高抗压和抗折强度
·易于操作，可直接切割牙冠预备
·凝固时间短
·凝固不受根管封闭剂如氧化锌丁香酚的影响
·材料应与牙本质颜色稍有不同，以便在必要时将其去除

# 27 儿童牙髓病学

龋坏或遭受外伤的年轻恒牙可能需要牙髓治疗。正确的诊断和治疗方案对于确定患者个体的最佳诊疗计划至关重要。这可能涉及正畸治疗的观点，通过减少覆盖来避免牙齿受到进一步的创伤，或者定时拔除严重龋坏的第一磨牙，使第二磨牙向近中萌出（见第25章）。加强对患龋儿童的饮食建议和口腔卫生指导是十分必要的。参与接触性运动的儿童推荐使用定制的护齿套。

## 牙髓问题的诊断

儿童牙髓疾病的诊断是具有挑战性的。因为有些儿童有明显的疼痛病史，而其他儿童则可能有明显的龋坏却无疼痛症状。

临床检查在恐惧的儿童中比较难以进行，并且牙髓活力测试结果在年轻恒牙中是不可靠的。由于根尖尚未完全发育完成和神经供应尚未成熟，因此正常牙齿中可能出现假阴性反应的情况。在这种情况下，使用冷测试比使用牙髓活力测试仪的结果更可靠。相反，当牙髓坏死时，年轻患者因过度紧张和焦虑可能会出假阳性反应。

发育完全的牙根是判断牙髓状况必须的条件，因为对于根尖发育不全的牙，其根尖周病理学特点是较为复杂的。将怀疑有牙髓问题的牙齿与对侧牙齿（前提是对侧牙被认为是健康牙）的牙根形态进行对比是十分可取的，可以帮助诊断和制定治疗计划。如果对牙髓状态有质疑，则应该使用牙髓保存技术来保持活力，而没必要去冒险进行根管治疗。

## 牙髓保存技术

根管治疗后的牙齿比有完整神经供应的牙齿更容易折裂（见第26章）。不成熟的根进行治疗后牙齿有更大的折裂风险，因为根管壁可能非常薄，并且冠根比也缩小了，而且根管治疗通常

是具有挑战性的，开放的根尖孔不能抵抗根管充填的压力。

年轻患者在长时间治疗期间的行为管理要求较高。因此，在牙本质发育完成之前，尽一切努力保持牙髓活力是很重要的。促进根尖发育的技术旨在保留健康的根尖部牙髓组织。这不仅促进了生理性牙根的发育，而且牙本质的沉积可以加强管壁的强度。根尖的持续发育会形成一个闭合的尖端。技术包括间接或直接盖髓术和活髓切断术（见第8章和第32章）。

## 根尖诱导成形术

根尖诱导成形术是使用人工技术使未完全发育的无活力牙的根尖封闭。以前是通过在根管内放置氢氧化钙制剂来实现的。这种制剂每3~6个月更换一次，直到根尖部形成明显的矿化桥。这就为牙齿提供了一个根尖止点，以促进根管充填。然而，它有治疗时间长（长达18个月）和多次就诊的缺点。频繁更换氢氧化钙制剂及放置氢氧化钙制剂时间过长被认为会从生物力学上改变牙本质结构（即胶原蛋白的脱蛋白），增加牙齿根折的风险。

目前治疗未完全发育的年轻恒牙的金标准是用固化硅酸钙材料制作根尖屏障。生物陶瓷硅酸盐材料，如生物牙本质和三氧化物聚合物（MTA）可以在有水分的环境下凝固。它们是无菌的和具有生物相容的，能在其表面上诱导牙体硬组织的形成。它们无毒副作用，并与根管壁形成良好的密封性，防止边缘微渗漏的发生（图27.1）；但这种材料实际上是不可被去除（再治疗）的。早期生产的灰色MTA会引起部分牙齿的染色，最新的白色MTA将这种影响降至了最低。因此患者在治疗前应获得详细的知情同意，以提醒可能发生变色以及将来可能需要进行牙齿内漂白。

一旦根管做好化学机械预备后，就应进行干燥。从根尖周病损处引流至根管内的脓液或血液会影响材料的固定。在这种情况下，应该考虑使用氢氧化钙进行根管内封药。

生物陶瓷粘固剂应与蒸馏水混合，并使用根管充填器在根尖小增量放置。一旦 4mm 的增量放置到位，则应该拍摄一张 X 线片，以确认它已经放置在正确的位置，并且没有空隙（图 27.2）。若存在空隙，则可以通过超声激活的充填器与材料接触来解决空隙。如果需要进行根尖手术，则可能需要使用 MTA 或者生物牙本质材料进行深填充（7~8mm）去作为根尖部手术切除的限制。

## 修 复

前牙应尽可能使用复合树脂直接修复。以避免使用间接修复体，如贴面或全冠；以最小限度地减少牙体结构的丢失，如果患者没有全牙体美容修复的需求（如贴面式全冠），就应最小程度地减少牙体组织丢失。无完整边缘嵴的后牙则需要进行牙尖覆盖义齿修复。

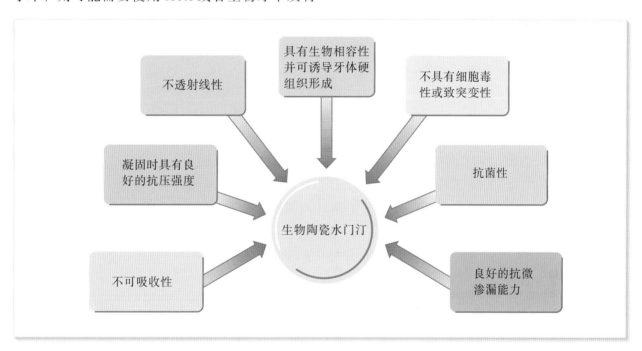

**图 27.1** 生物陶瓷水门汀的特性

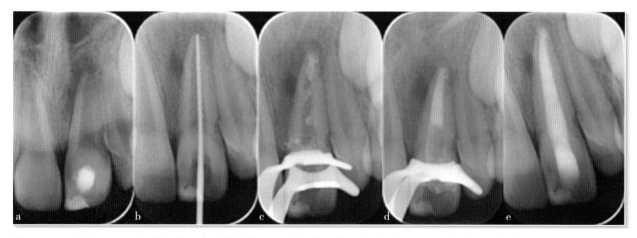

**图 27.2** X 线片显示了根尖未发育完全的上颌切牙的根管治疗的各个阶段。a. 上颌中切牙术前 X 线片显示根尖周病变和未成熟的开放根尖。b. 根管已进行了化学机械预备，并拍摄了工作长度 X 线片以确认根管长度。c. 干燥根管，并用充填器将 MTA 放入根尖 2~4mm。拍摄 X 线片以确认正确的根尖位置。d. 根管内充满 4~7mm 的 MTA。e. 牙胶尖可用于封闭剩余的根管，或在根管中放置复合材料以增加黏结力和加固薄壁

# 28 老年人的牙髓病学

人们的预期寿命正在增加，因此口腔医生将花费更多的时间来治疗老年患者。这些患者中的许多人保留了大部分的天然牙，并希望尽可能长时间地保留它们。老年患者也带来了各种各样的挑战，包括更复杂的医疗和社会管理因素，以及因大面积修复、裂纹或根面龋而受损的牙齿。每个病例都必须通过评估牙齿的治疗重点、可修复性和牙周健康以及患者的期望来单独考虑，以确定最合适的诊疗方案。

## 病 史

老年患者通常有复杂的病史，每次就诊时都要更新患者的病史是很重要的。这些患者可能有心血管、呼吸和中枢神经系统疾病，并在口腔治疗期间服用与抗生素、镇痛剂或麻醉剂相互作用的药物（表 28.1）。而且患者肝和肾功能可能会降低，从而影响到在口腔手术期间使用的药物类型和剂量。年龄较大的患者甚至有可能静脉注射过双膦酸盐。这类患者应该避免拔牙，因此应尽可能对可修复的牙齿进行根管治疗。心脏起搏器与老式的电牙髓测试仪、电子外科手术设备和一些超声波设备的相互作用也很普遍。在使用这些设备之前应询问心内科医生的建议。2 型糖尿病在老年患者中较为普遍，应制订好时间就诊，以确保不延误或错过用餐，否则可能导致低血糖的发生。

## 社会因素

老年患者通常依靠朋友或亲戚来接送他们去手术，因此尽量最大限度地减少就诊次数，尽可能在一个疗程内完成手术。有些患者长时间在椅位上治疗会不舒服，所以希望能将治疗分散到更短的时间。颈部支撑和口腔支撑能有助于提高患者舒适度。与许多年轻患者相比，老年患者通常不那么紧张，对口腔治疗的耐受性也更高。

在选择治疗之前，必须获得患者的有效同意。如果患者的智力低下，则医生和患者家属进行面对面交流更加有益。

## 老年牙列的诊断和处理

牙髓疾病的诊断需要全面的临床和影像学检查（4~7 章）。由于大规模修复、牙髓退行性变和根管钙化，老年患者牙髓活力测试时大多没有反应。虽然牙隐裂和牙齿变色是年轻患者的有效诊断指标，但老年患者的大部分牙齿都可能出现裂纹以及变黄着色。牙槽骨的丢失会随着年龄的增长而增加，并且继发牙髓或牙周病变的牙的数量也会增加。这些牙齿需要进行牙髓治疗和牙周治疗，而且预后通常较差。

老年患者牙齿很可能被大量修复过，并且后牙通常都会佩戴上牙冠。同时它们还可以表现出根面龋和牙齿磨耗。口腔内常常可见到孤立牙，有时需要其作为桥体或义齿的基牙，这可能会增加其折裂的风险。需要根管再治疗的患者可能需要去除原根管充填材料，如银尖和根管充填糊剂（见 17 章）。

由于牙髓血液供应减少，盖髓术对老年患者预后不良。如果牙髓在口腔手术过程中暴露，则需要进行根管治疗。牙根尖部的血液供应减少，导致愈合的速度也变慢了。而在免疫功能低下的老年患者中，术后复发的概率会更高。因为老年患者骨代谢较慢，因此有必要在影像学检查评估根尖周病变愈合情况之前延长术后的复查期。

随着年龄的增长，牙骨质会向牙齿尖端沉积，因此在根尖 X 线片上，老年患者牙齿的牙骨质-牙本质交界处（CEJ）相比年轻患者的同名牙而言距离根尖部更远（图 28.1）。因此，正确放置在 CEJ 位置的根管充填材料可能会在 X 线片上显得略短。

继发性牙本质沉积持续终生，导致髓腔的增龄性变化和根管的钙化。然而，钙化通常是同心和线性的，一旦定位，通常可以完全测量。这与年轻牙髓的外伤或龋齿形成对比，老年患者不规则的第三期牙本质沉积使根管完全钙化阻塞。口内 X 线片会对根管的实际钙化程度进行放大，其

钙化程度会在最佳照明条件和放大倍数下变得明显。而 CBCT 先进的放射线照相成像技术则可以在可疑病例中提供根管存在的进一步证据。

即使在高度钙化的根管中，主管腔也将容纳数百万细菌。因此每个根管都需要进行充分的化学机械预备和根管封闭。为了安全地定位根管，必须进行放大、透照和仔细检查髓室底的颜色变

**表 28.1**　牙髓治疗中常用的药物及其与其他药物的可能产生的相互作用

| | 牙髓治疗期间给予的药物 | 可能相互作用的药物 | 可能的副作用 | 治疗方案 |
|---|---|---|---|---|
| 局麻药 | 含肾上腺素的局麻药 | β 受体阻滞剂（如阿替洛尔、普萘洛尔） | 高血压 | 限制剂量或使用不含肾上腺素的局部麻醉剂 |
| | | 三环类抗抑郁药（如丙咪嗪、阿米替林） | 肾上腺素能反应增加 | 限制剂量或使用不含肾上腺素的局部麻醉剂 |
| 止疼药 | 非甾体类抗炎药（如布洛芬） | 华法林抗凝血剂（香豆素） | 增加出血风险 | 短期使用非甾体抗炎药或咨询全科医生 |
| | | 血管紧张素转换酶抑制剂（如雷米普利、卡托普利） | 高血压 | 短期使用非甾体抗炎药或咨询全科医生 |
| | | 阿司匹林 | 增加出血风险 | 避免使用非甾体抗炎药 |
| | | β 受体阻滞剂（如阿替洛尔、普萘洛尔） | 高血压 | 短期使用非甾体抗炎药或咨询全科医生 |
| | | 利尿剂（如苯达氟噻嗪、呋塞米、阿米洛利） | 高血压 | 短期使用非甾体抗炎药或咨询全科医生 |
| | | 氨甲蝶呤 | 氨甲蝶呤毒性增加 | 咨询全科医生 |
| | | SSRI（例如西酞普兰，氟西汀） | 增加出血风险 | 短期使用非甾体抗炎药或咨询全科医生 |
| 抗生素 | 青霉素类抗生素 | 氨甲蝶呤 | 高剂量氨甲蝶呤增加毒性风险 | 使用较低的剂量 |
| | | 华法林抗凝血剂 | 增加出血风险（比其他抗生素风险低） | 应建议患者警惕可能增加的出血风险 |
| | 甲硝唑 | 非甾体抗炎药（如布洛芬） | 增加出血风险 | 使用替代抗生素 |
| | | 苯妥英 | 增加苯妥英的作用 | 使用替代抗生素 |
| | | 华法林 | 增加出血风险 | 使用替代抗生素 |
| | 大环内酯类抗生素（红霉素、克林霉素） | 钙通道阻滞剂（如阿米地平、硝苯地平） | 增加和延长钙通道阻滞剂的作用 | 使用替代抗生素 |
| | | 辛伐他汀（心血管系统用药） | 增加肌肉毒性的可能 | 使用替代抗生素 |
| | | 氯吡格雷（抑制血小板药物） | 增加出血风险 | 使用替代抗生素 |
| | | 华法林 | 增加出血风险 | 使用替代抗生素 |

SSRI, 选择性血清素再摄取抑制剂

化。寻找根管的其他方法包括次氯酸钠气泡试验、用 1% 亚甲蓝染料染色髓室底部以及寻找根管出血点。一旦发现根管，则应进行根管扩大预备，并应采用冠向下预备技术，使用细挫和大量的冲洗液进行冲洗。可能需要使用 6 号 Flexofile 锉或 C 型锉。较短的锉（长 21mm）可以为钙化管道的扩锉提供更好的触感。无论是液体还是凝胶形式的 EDTA，大量使用均可以促进钙化管道的通畅。

如果在牙齿的根尖周区域中找不到根管，应在放大下用细的超声波尖逐渐去除牙本质。在进行根管疏通时，还应拍摄 X 线片，以确保手术在合适的位置上进行，以降低穿孔的风险。如果仍然无法找到根管，可能需要进行根尖手术。

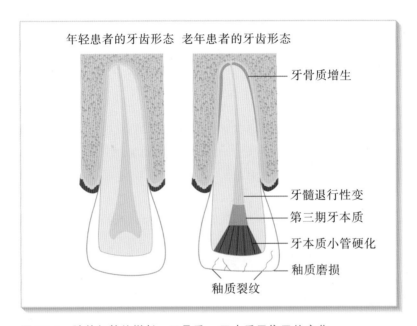

图 28.1　随着年龄的增长，牙骨质－牙本质界位置的变化

## 29 保留还是替换

当一颗牙齿患有牙髓或根尖周病变时，临床医生必须决定是否应该进行根管治疗保留这颗牙齿，或者拔掉这颗牙齿，对其进行替换。替换的选择包括种植体支撑的牙冠、桥体或义齿。口腔医生应该与患者讨论每一种合适的选择，描述每一种选择需要进行的程序以及优点、缺点、所需时间和成本。这可以使患者能够做出最明智的选择。

根管治疗和义齿修复都旨在提供一个能够承受咀嚼力的美学功能单位。根管治疗包括非手术的原始治疗、再治疗或根尖手术，目的是保留牙齿。可用种植体、桥体或义齿替代已缺失的牙齿。

### 不同手术方式的疗效比较

由于研究设计和成功标准不同，很难直接比较种植体和根管治疗等手术的成功率（表29.1）。根管治疗的结果通常由严格的标准确定（图29.1），成功率为60%~100%（见22章）。传统外科手术的成功率很低，但现在，对合适的患者进行显微手术可以治愈90%以上的病例（见23章）。然而，如果评估的是口腔内牙齿的保留率而不是病变的愈合率，则超过95%的根管治疗的牙齿在术后至少保留了4~8年。拔牙的主要原因是没有进行牙尖覆盖修复时牙冠部折裂。与义齿相比单个单位种植体和传统固定桥更有利，均有95%的存活率。并且义齿会出现技术、生物和美学上的并发症（图29.2）。粘接固定桥最初的保存率比传统固定桥低，但随着最大覆盖设计和树脂粘接剂的改进，其在口腔内的保存率提高。

虽然根管治疗和义齿修复的整体效果非常相似，但某些因素会影响两者的预后。因此，每个病例必须单独考虑，以确定最适合患者的选择。

### 决定保留还是替换牙齿时需要考虑的因素

1.病史：静脉注射双膦酸盐的患者不适合拔牙，因此，如果可能，应尽量保留这些牙齿。糖尿病降低了根管治疗和种植体的成功率，但被认为是并发症而不是禁忌证。吸烟会对根管治疗和种植体的预后产生不利影响。

2.牙齿的可修复性：必须评估剩余牙体组织的量，以确保有足够的牙本质肩领。任何裂纹延伸到牙龈以下或进入根管内的牙齿都不适合进行根管治疗。

3.牙周状况：有牙周和牙髓病变的牙齿通常存留率较低。然而，在牙周病患者中植入种植体会增加发生种植体周围黏膜炎或种植体炎的风险。因为基牙支持力差，固定桥和义齿修复通常也不理想。如果牙周病是广泛性的，可能会有许多牙齿预后不佳，因此在治疗计划中有必要将牙列作为一个整体来考虑，而不是集中在一颗单独的牙齿上。

4.牙槽骨的数量和质量：在考虑植入时，评估骨的质量和数量以及邻近的重要结构是很重要的。可以进行植骨。骨缺损和广泛的牙槽骨吸收很难用桥体来掩盖，因此选择义齿进行修复可能更合适。

5.邻牙状态：传统固定桥不可逆地损伤基牙组织，增加牙髓坏死的风险。相反，粘接桥不涉及牙体预备。然而，传统固定桥依赖于最低程度地修复基牙。根管治疗后的牙齿不是理想的基牙，因为它们降低了牙体的硬度。如果一颗牙不能通过根管治疗来保留，种植体通常是一个更好的解决方案，因为它们不会损坏基牙。

6.功能障碍：无论是牙冠、根管治疗后的牙齿还是种植体，磨牙症都会增加折断或修复体脱落的风险。所以应为患者提供咬合垫，以减少机械性的损伤。

7.美学：保留天然牙齿可保留牙龈的轮廓。漂白，直接复合贴面和间接修复可以改善根管治疗后牙齿的外观。种植体和桥体可以提供良好的美学效果，但可能难以再现自然的牙龈轮廓。

8.患者个体因素和期望：患者的焦虑和合作、呕吐反射、张口度和经济条件是需要考虑的因素。种植体在儿童中是禁忌的，应采用根管治疗尽可能长时间地保留他们的牙齿，除非将拔牙纳入正畸治疗计划中。

正确的根管治疗和义齿修复都有很高的成功率。然而，除了拔除和不修复以外，任何治疗方案都不能保证终生有效，因此要做好失败的准备。在许多情况下，谨慎的做法是先进行破坏性最小的根管治疗。如果根管治疗失败，患者还有进行其他治疗的选择。然而，对无法修复的牙齿进行强行治疗是不必要的，因为其他的选择可以提供一个更可预测的结果。

**表 29.1**　评估根管治疗和修复治疗结果的研究比较

| 根管治疗 | 义齿修复 |
| --- | --- |
| 大多数根管治疗的病例是本科生或普通口腔医生进行的。再治疗和外科手术病例通常由研究生和专家进行 | 大多数病例由研究生或专家提供的治疗 |
| 成功是用严格的标准来衡量的，需要病损愈合的证据，而不是仅根据能否在口腔中存留来判断 | 研究通常评估义齿的保存率——如果义齿保留在口腔中，即使有并发症的义齿仍然被认为是成功的 |
| 根管治疗通常没有严格的纳入标准 | 通常有广泛的纳入标准。如果患者表现出功能异常、患有糖尿病、吸烟、有活动性感染或骨量不足，则可能被排除在外 |
| 根管治疗通常在有根尖周感染的区域进行，因此治疗后需出现愈合反应 | 义齿通常放置在无病变区域，因此治疗后不需要相同的愈合反应 |

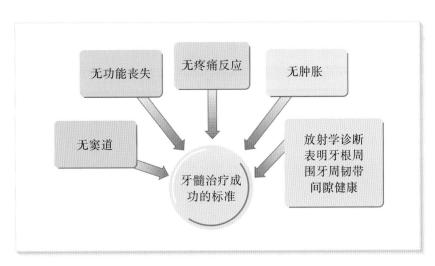

**图 29.1**　牙髓治疗成功的严格标准

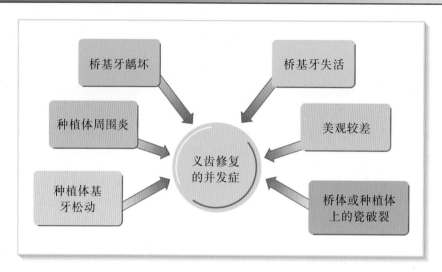

**图 29.2** 义齿修复中遇到的并发症

## 30 牙齿美白

### 牙齿变色的原因

外源性色斑是一种表面的色斑，通常由于色素在釉质表面沉积后出现。色素沉着常见于口腔卫生不良的患者、吸烟者和喜欢摄入某些食物和饮料的人（框表30.1）。色素是与吸附在釉质表面的釉质薄膜相互作用而保留下来的。

内源性染色较深，由多种遗传因素和后天因素造成。釉质发育不全、牙本质发育不全和摄入过量氟化物都会对釉质钙化产生不利影响，导致牙齿变色。如四环素之类的药物被氧化后会产生色素分子，这些色素分子与牙本质结合在一起而使牙齿染色。随着年龄的增长，牙齿会产生比原发性牙本质更不透明和更黄的继发性牙本质，从而使牙齿显得更黑。牙齿磨损会减少牙釉质的厚度，让颜色较深的牙本质占主要部分。其他导致牙齿内染色的原因包括龋齿、细菌色素、牙齿修复材料中金属的释放和患者受损伤牙髓中血液色素的释放。

### 牙齿漂白的机制

牙齿美白使用过氧化氢或其前体过氧化脲等试剂。它们通过牙釉质和牙本质扩散并分解产生不稳定的自由基。自由基与有机颜料的双键相互作用，将它们分解成不同构型的小分子。这些变化改变了牙齿的吸收和反射特性，使牙齿产生了更亮的外观。

### 牙齿漂白的方法

神经供应完整的牙齿美白被称为活髓牙漂白。这包括"手术"漂白、口腔医生监督下的"家庭"漂白以及非处方药物的使用。

无髓牙漂白是指对经过根管治疗后的牙齿进行的漂白，包括"内外"漂白技术和诊间漂白技术。

漂白是一种安全的美学技术，与其他改善外观的方法（如牙冠和贴面）相比，它既保守又经济。漂白的禁忌证见框表30.2。

### 外科漂白

该方法应在牙椅上进行。需进行排龈，并安置橡皮障以隔离牙齿并保护牙龈。然后将凝胶（25%~40%的过氧化氢）涂在选定的牙齿表面。通过加热或光照将其活化，以增加过氧化氢的离解。并在设定的时间后洗掉凝胶，然后重新涂上新的凝胶，直到达到所需的外观为止。漂白的效果是明显的，口腔医生可以控制漂白的深浅程度。佩戴漂白托盘并不依赖于患者的依从性。然而，漂白剂具有腐蚀性，因此要对该区域进行细致的准备以避免软组织烧伤。对牙齿进行隔离是费时的，而手术所需的时间会导致治疗费用昂贵。牙齿在手术过程中会脱水，因此在治疗后即刻牙齿会变亮。但一些患者在治疗后的数小时和数天内会注意到颜色渐渐消退。

### 夜间漂白技术

外部漂白使用10%~20%的过氧化脲（3%~6%的过氧化氢），将药物放在定制托盘中。患者应在24小时内佩戴定制托盘8h。大多数人需要整夜佩戴至少2周。这是一种更便宜的技术，却只需要更少的椅旁时间。这种漂白技术的副作用很小，而且漂白的程度可以由患者控制。短暂的热敏感性是一种常见的副作用，然而这种副作用会在治疗结束后停止。它通常不会影响患者完成整个疗程。夜间漂白不会影响牙髓的健康或牙齿的显微硬度。某些患者无法忍受托盘或漂白剂的金属味道，因此这种技术依赖于患者的依从性。

### 非处方药物

这些产品包括牙龈保护罩，美白牙膏。但选择这些产品时必须小心，因为它们并不都是美国食品和药物管理局（FDA）批准的。活性成分的浓度并不总是高到足以使产品有效，而且由于产品没有在定制的托盘中，导致牙列与托盘的适合度较差。这可能会造成凝胶泄漏，导致发疱和过敏。同时，托盘中的凝胶流出会降低剩余凝胶的有效性。

## 无髓牙漂白

### 牙内外漂白

这种漂白方法适用于健康的无症状的根充过的牙齿中。应用唇舌侧带有小孔的托盘取一个印模。同时取出髓腔内的所有修复材料，并将根管充填物的冠方部分切至低于牙颈部水平的2~3mm。可以在根部填充物上放置一层薄薄的玻璃离子水门汀，使管腔上方保持未充填状态（图30.1）。10% 过氧化脲凝胶应该从注射器注射到管腔中，并且在托盘被放置进口腔之前也应放置部分凝胶于托盘的孔中。凝胶应该每 1~2 小时更新一次。患者通常可在几天内达到所需的美白效果。

### 诊间漂白技术

牙齿准备同内外漂白技术，但该技术是将过硼酸钠晶体和水的混合物密封在牙髓腔中，每7~10 天更换一次，直到达到患者所需的色调。

最终的复合材料修复应在漂白完成后延迟一周进行，因为过氧化氢会抑制复合材料的聚合。

| 框表 30.1　外源性着色的原因 | |
| --- | --- |
| ·食物 | 浆果类 |
| | 番茄酱 |
| ·饮料 | 茶 |
| | 咖啡 |
| | 红酒 |
| ·香烟 | 焦油 |
| | 尼古丁 |
| ·漱口水 | 氯己定 |

| 框表 30.2　牙齿漂白的禁忌证 |
| --- |
| ·严重的牙根吸收 |
| ·牙齿过度敏感 |
| ·渗漏的修复体 |
| ·极暗的色斑，不受牙齿美白的影响 |
| ·患有白斑或扁平苔藓，因为它会增加牙龈的恶化概率 |

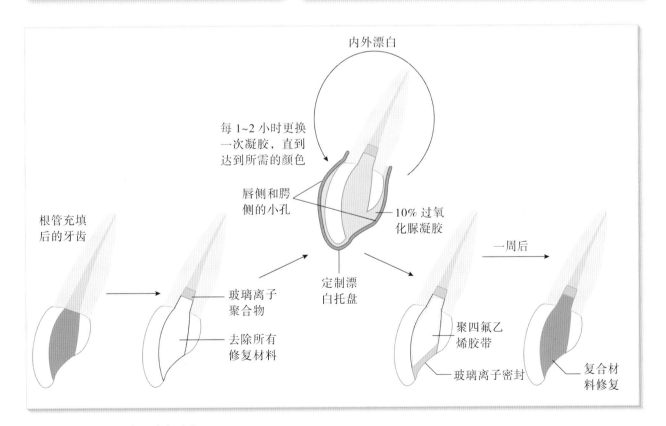

图 30.1　无髓牙漂白的准备阶段

# 外 伤

# 31 外伤评估

牙外伤可发生于任何年龄段，但最常见于儿童（图31.1）。多发生于上颌切牙，包括牙折和牙脱位两种类型（图31.2），有三分之一的牙外伤同时伴有牙折和牙脱位。当患者发生牙外伤时，不论损伤的严重程度如何，都需要先进行完整的病史检查和系统的临床检查，这有助于更恰当的治疗，并且可以减少漏诊临床上不能立即表现出来的损伤。

## 病 史

• 病史可显示过敏、出血性疾病或其他可能影响后续治疗的疾病。

• 确定患者是否注射破伤风。

• 牙科史应包括以前的外伤史和相应治疗史，这有助于解释影像学发现，例如牙根停止发育，根尖病变或根管闭锁。

应仔细记录有关当前外伤的详细信息，因为这可能会在将来对患者产生法律影响。问诊应包括以下内容：

• 患者在哪里受伤？

• 患者何时受伤？

• 伤害是如何发生的？

• 患者是否失去意识？

• 患者是否已经在其他地方接受治疗？

• 如果有缺失的牙齿碎片或牙齿，原因是什么？

• 患者是否存在咬合紊乱？

• 是否有触痛或咬合痛？

• 牙齿是否特别疼痛或对冷热酸甜特别敏感？

如果患者长时间无意识或出现失忆、恶心或呕吐的症状，应立即转诊就医。

如果不确定牙齿缺失部分的下落，则可能需要行胸部X线片以确保未吸入碎片。

在进行临床检查之前，应先用水或盐水清洁患者的面部和口腔。这样可以提高患者的舒适度，并可以更全面地评估伤害。

## 口外检查

应该检查患者是否有任何挫伤、撕裂伤或面部不对称。注释中的图表有助于显示病变的确切位置和范围（图31.3）。

应触诊下颌骨、上颌骨、眶下和颧骨等区域，以评估是否有任何提示骨折的症状，如：压痛、畸形等。另外也应检查下颌开口运动过程中是否有关节弹响和偏斜。

检查嘴唇是否有撕裂伤或挫伤；并触诊以评估是否有嵌入的牙齿碎片。但由于口腔肌肉组织经常紧紧地围绕异物收缩，因而难以识别深埋的牙齿碎片。

• 口内检查涉及软组织检查，检查舌下有无出血和撕裂伤对判断是否合并下颌骨骨折有帮助。

• 评估咬合情况，并记录冠折、牙齿位置或动度的异常。

• 外伤部位的牙齿应仔细检查是否有叩痛。

• 使用牙髓电活力测试仪或制冷剂喷雾冷刺激检测牙髓敏感性并记录。如果有激光多普勒监测仪，可用它评估牙髓血流量，尽管这可能在随后的治疗中更为重要。

## 临床摄影

可以在患者同意的情况下进行临床拍摄。这些照片可以提供外伤的确切记录，并且可以用于计划治疗方案、观察治疗疗效以及支持法律索赔。

## 射线检查

需要进行射线检查以评估外伤部位。为了能评估侧方脱位、牙根和牙槽骨骨折，可能需要多个视图。

可能还需要对软组织进行放射学检查以评估和定位异物。可在嘴唇和牙弓之间放置一胶片，将曝光时间减少50%。如果发现异物，则可能需要横向曝光以定位异物。

当怀疑有复杂的牙外伤（脱位、根部骨折）或牙槽骨骨折时，应使用CBCT。该操作除了患者舒适度更好之外，还可为临床医生提供创伤部位的增强图像，以改善对损伤的处理（图31.4，图31.5）。

## 转 诊

外伤患牙的预后通常取决于外伤发生和治疗之间的时间间隔（即再植、牙齿复位或牙髓治疗）。如果先治疗外伤患牙会耽误更紧急的医疗护理，就不应先治疗患牙。疑似颌骨骨折的患者应适时转诊至口腔颌面外科治疗。

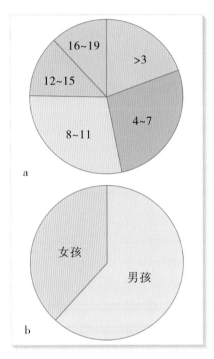

图31.1 a.儿童发生牙外伤的相对年龄差异。b.儿童和青少年发生牙外伤的性别差异

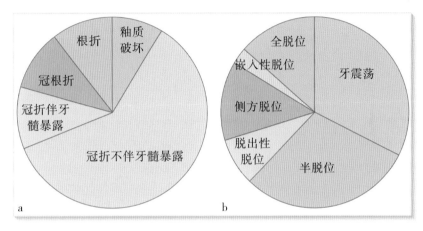

图31.2 a.牙折的相对发生率。b.脱位性损伤的相对发生率

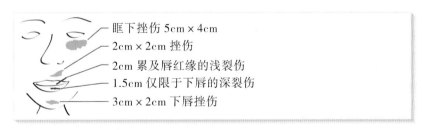

图31.3 病历中可以用图表清楚地显示外伤的位置

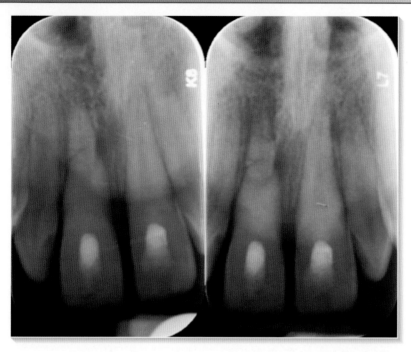

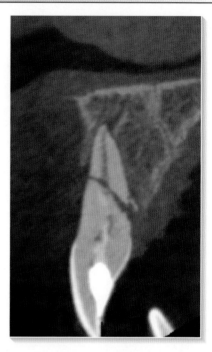

图 31.4 该患者的 11 和 21 外伤，转诊前排除了骨折。不同角度的根尖周 X 线片显示 11 有明显折裂，但是无法确定是否存在多处折裂，以及断端之间的距离

图 31.5 CBCT 重建图像提供了更多关于 11 根折和周围骨的信息

# 32 冠折的处理

临床牙冠的损伤通常以釉质破坏、简单冠折或复杂冠折的形式出现。牙外伤的检查和评估已经在第 31 章中进行了讨论，表 32.1 中显示了诊断标志。

## 釉质破坏

- 釉质破坏是指牙釉质的裂纹不伴有牙齿结构的损伤。
- 治疗包括酸蚀该区域并用树脂密封，以防止微渗漏和以后可能出现的裂纹染色。
- 如果牙齿是唯一的损伤，则无需随访。

## 简单冠折

简单冠折要么仅累及牙釉质，要么累及牙釉质和牙本质，一般没有牙髓的暴露。治疗的目的是恢复牙齿的外观并降低其敏感性，还应通过密封暴露的牙本质小管以减少微渗漏。

如果在髓室附近发生断裂，可放置氢氧化钙作为间接盖髓剂。如果分离的牙齿碎片可用，则可以将其重新粘接。否则，可以用玻璃离子粘固剂作为临时修复体；如果时间允许，可以用复合材料修复缺损。患者应在治疗后 2 个月和 1 年时再次进行临床和影像学检查。

## 复杂冠折

复杂的冠折会暴露牙釉质、牙本质和牙髓。治疗方法的选择取决于牙根的发育程度。

### 牙齿未发育完全伴根尖孔开放

在牙髓未发育完全的牙齿中重要的是要保持牙髓的活力，因为牙髓坏死会阻止牙本质的发育，导致牙本质壁薄，未来发生折裂的风险很高。此外，对根尖开放的牙齿进行根管治疗十分复杂且耗时，治疗时需要患者的合作，但年轻患者可能很难配合。因此，应尽可能尝试活髓治疗。在受

伤后 48h 内进行治疗，成功率更高；此后，细菌污染的风险会增加，并会继续往根尖方向发展。活髓治疗包括盖髓术、部分（Cvek）牙髓切断术和冠髓切断术。

### 盖髓术

直接盖髓术是在用复合材料修复牙冠之前，将生物陶瓷材料（如 Biodentine 或 MTA）直接置于暴露的牙髓上。然而，这是不推荐的，因为外伤后暴露的牙髓即可发生表浅的炎症反应，如果不清除发炎组织，则有炎症向根尖发展的风险，也很难形成良好的冠方封闭，将来可能发生微渗漏。在没有其他的脱位损伤的情况下，该手术的成功率约为 80%，而部分牙髓切断术的成功率为 95%，因此采取部分牙髓切断术更合适。

### 部分牙髓切除术

部分牙髓切除术是牙髓暴露时间少于 48h 的首选治疗方法（图 32.1）。局部麻醉并安装完橡皮障后，用次氯酸钠对患牙进行消毒，使用高速机头和无菌金刚石钻针加大量水冲洗，制备成 2mm 的窝洞。如果出血过多，可以考虑增加窝洞的深度。该区域用生理盐水冲洗后放置含次氯酸钠的棉球，以清除受损的牙髓细胞和牙本质碎屑，另外还可以控制出血而不损害健康的牙髓组织。一旦出血停止，可以将氢氧化钙或白色 MTA 置于牙髓腔中，然后用玻璃离子粘接剂密封，最后用复合树脂修复缺损。

### 全髓切断术

该方法建议在牙髓暴露 48~72h 的牙齿上使用。另外，如果在进行部分牙髓切除术时有过多的出血，则可能需要增加预备深度，以进行全髓切断术。该技术与部分切髓术相同，但是将牙髓去除至根管口水平。

在治疗后 2 个月和 1 年时需要进行临床和影像学监测。临床检查包括使用牙髓电活力测试仪

和 Endofrost 进行活力测试以确认牙髓有无反应。 一般经过全髓切除术的牙齿已去除了全部冠髓， 因此不太可能对牙髓活力测试做出反应。影像学

检查可以确认牙根的发育情况以及有无根尖周病变，因此对于牙外伤患者而言非常重要。

表 32.1 冠折的临床表现

|  | 釉质破坏 | 牙折仅累及牙釉质 | 牙折累及牙釉质和牙本质 | 牙折累及牙釉质、牙本质和牙髓 |
|---|---|---|---|---|
| 视诊 | 牙冠表面可见裂纹 | 只有牙釉质碎片 | 牙釉质和牙本质破裂，没有明显的牙髓暴露 | 牙釉质和牙本质缺失，牙髓暴露出血 |
| 松动度 | 正常 | 正常 | 正常 | 正常 |
| 叩诊 | 无疼痛 | 无疼痛 | 无疼痛 | 无疼痛 |
| 牙髓活力测试 | 一般正常 | 一般正常 | 一般正常 | 一般正常 |
| 射线检查 | 未发现异常 | 牙釉质丧失，触及牙本质层，根尖周组织健康 | 仅丧失牙釉质和牙本质，根尖周组织健康 | 大量的牙釉质和牙本质丧失，根尖周组织健康 |

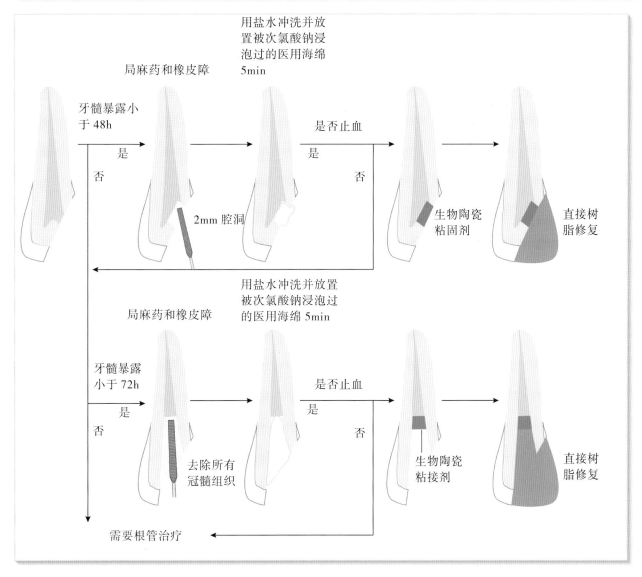

图 32.1 部分和完全切髓手术

### 根管治疗

如果牙髓已经暴露了相当长的时间，或者活髓治疗失败了，则需要进行根管治疗。应使用生物陶瓷材料来形成根尖屏障，也可以将复合材料放置在根管的冠方三分之一处，以提高其抗折断能力（见 16 章）。

### 根尖孔封闭

如果年龄更大的、根尖孔已封闭的患者立即就诊，可以尝试进行牙髓切除术。但是，成功保存活髓的可能性较低。因为牙根已经完全形成，牙髓的保存并不像年轻恒牙的患者那么重要，所以根管治疗往往是首选的治疗方法。如果需要打桩来修复患牙，也可以这样做。

# 33 （冠）根折的处理

根折局限于牙根，而冠根折则累及牙根和牙冠，伴或不伴有牙髓的暴露。本书在 31 章讨论了外伤的检查和评估，表 33.1 列出了根折的诊断指标。

## 冠根折不累及牙髓

- 牙齿上呈一斜线断裂，包括部分牙釉质、牙本质和牙骨质（图 33.1）。
- X 线片可能显示出部分折裂，但很难确定累及根尖范围，建议使用 CBCT 扫描以显示整个折裂范围。但是，在某些医院可能无法使用 CBCT。
- 在成像并制定明确的治疗计划之前，活动的碎片应粘接到剩余的牙体组织上以改善患者的舒适度。

该类型有多种治疗方法，包括去除活动碎片，可能需要通过牙龈切除术、正畸治疗或外科手术使整个冠部碎片暴露，进行修复或拔除。

在紧急处理和最终治疗之间的过渡期，以及最终治疗完成后，建议患者坚持软质饮食。同时必须叮嘱他们使用软毛牙刷保持良好口腔卫生和定期使用氯己定漱口水。

## 冠根折累及牙髓

患牙上呈一斜线断裂，包括部分牙釉质、牙本质和牙骨质，此外还累及牙髓（图 33.1）。在确定完整的治疗计划之前，再次建议进行 CBCT 扫描以评估折裂的程度，并进行紧急治疗以固定折裂部位。如果患牙根尖开放，建议进行部分牙髓切断术以保存牙髓活力（见 32 章）。活动的碎片可以粘接到剩余的牙体组织或者用夹板固定到邻牙上。

与没有牙髓受累的冠根折相同。患牙还需要进行牙髓切断术或根管治疗。

## 根 折

当发生根折时，牙冠部分会向冠方移位，而根尖部分会保持原位（图 33.1）。根折可能是水平的、斜形的或多位点折裂。CBCT 扫描可提高根折的可视性，但如果现场没有 CBCT，则不应为了将患者送去扫描 CBCT 而延迟牙冠部的复位和夹板固定。

紧急治疗包括立即复位移位的冠部碎片，拍 X 线片以确保正确的复位，并用弹性夹板固定牙齿 4 周，如果根折位于牙颈三分之一，则固定时间需要增加至 4 个月。如果患者在外伤后未及时就诊，则可能无法完全重新连接冠根部并会影响愈合。患者应进食温软食物并保持良好的口腔卫生，定期使用氯己定漱口水。

需要在治疗后 1 个月（同时去除夹板）、2 个月、4 个月和 6 个月以及 1 年时进行临床和影像学检查，之后每年复查一次，持续 5 年。治疗后的四种愈合方式中有一种是明显的（图 33.2）：

约 25% 的病例发生了牙冠部的坏死，而根尖部分的血液循环没有中断，因此该部分的坏死非常罕见。如果冠部坏死，则需要进行根管治疗，大多数情况下，可对冠部进行清理预备并填充至折断的位置，建议使用生物陶瓷材料在骨折线上形成根尖屏障。在极少数情况下，根尖段坏死并显示根尖周透射影，可以通过骨折线进行根管治疗。然而，在大多数骨折尚未愈合的病例中，这是非常困难的。手术切除根尖段为可预测的替代方案。

影响根折预后的因素包括脱位的程度和和冠端活动度。与发育成熟的牙齿相比，未发育成熟的牙预后更好，因为基根尖开口更大，增加了血运重建的机会。另外，治疗的质量很重要，即刻治疗、断端紧密接触和合适的夹板固定时间都有利于提高治疗的成功率。发生在颈三分之一的根折预后与根中、根尖三分之一根折的预后相同，前提是牙折发生在牙槽嵴顶以下。

保持牙周健康而不造成附着丧失，对避免感染从牙周向牙髓腔的发展至关重要。

表 33.1　冠折和牙折的诊断要点

| | 冠根折不累及牙髓 | 冠根折累及牙髓 | 根折 |
|---|---|---|---|
| 视诊 | 可以看到冠折延伸到龈缘以下 | 可以看到冠折延伸到龈缘以下 | 可见龈沟内出血<br>冠部可移位并定位在相邻牙齿的咬合线下方 |
| 动度 | 冠部碎片可移动 | 冠部碎片可移动 | 冠部碎片可移动 |
| 叩诊 | 疼痛 | 疼痛 | 疼痛 |
| 牙髓活力测试 | 根尖部牙髓有活力 | 根尖部牙髓有活力 | 牙髓无反应 |
| 射线检查 | 骨折线通常不可见 | 骨折线通常不可见 | 在水平或倾斜平面上都可以看到骨折线 |

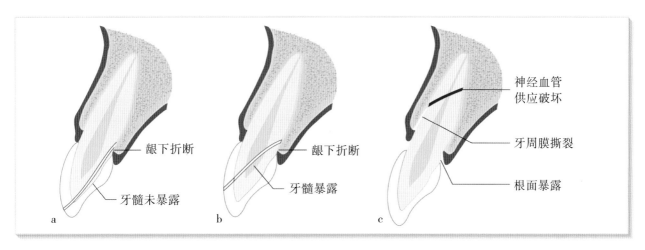

图 33.1　a. 冠根折不累及牙髓。b. 冠根折累及牙髓。c. 根折

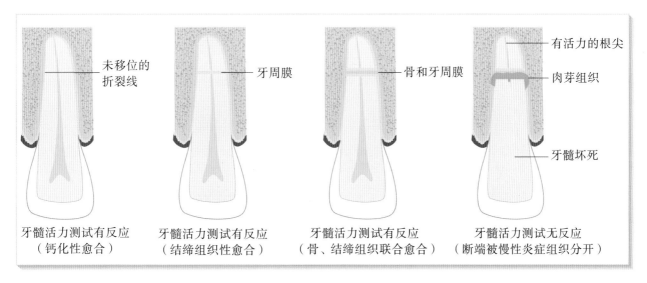

图 33.2　根折后的各种愈合反应

# 34 牙脱位的处理

牙脱位占牙外伤的30%~40%，包括牙震荡、半脱位、侧方脱位、脱出性脱位和嵌入性脱位。在31章已经讨论了外伤的检查和评估，表34.1列出了每种脱位的诊断要点。

脱位会损伤牙周膜，牙骨质和牙槽骨。如损伤局部且轻微，则有利于组织的愈合；当损伤范围更广时，预后更差，牙齿的吸收风险增加（见第3章），牙髓的神经血管供应也可能受损。在轻度损伤的根尖孔开放的患牙中可以进行血运重建，尽管常常发生根管闭塞。牙髓坏死通常发生在严重外伤时，尤其是在侧方脱位和嵌入性脱位中。如果不行根管治疗，根管会受到感染。脱位损伤的处理旨在重新固定患牙，以促进牙髓和牙周愈合。患者需定期复查，必要时考虑转诊给牙体牙髓医师进行牙髓治疗以防止牙根吸收、延长患牙的寿命。

## 牙震荡和半脱位

牙震荡为支持牙齿组织的挫伤，神经血管供应通常保持完整，尽管牙周膜可能有少量出血，但大多数区域仍然健康（图34.1a）。半脱位损伤表现为牙齿轻度松动，并对牙周膜和神经血管供应造成可逆性损害（图34.1b）。

- 通常不需要立即治疗。
- 应行牙髓活力测试。
- 如有必要，可以使用弹性夹板来固定牙齿并增加舒适度，但应在2周后将其拆除。
- 建议患者软质饮食，保持良好的口腔卫生，定期使用氯己定漱口。
- 应在治疗后1个月、2个月和1年对患者进行临床和影像学检查。

## 侧方脱位

侧方脱位是牙齿在牙轴向以外的任何方向上的位移。通常情况下，牙冠部向腭侧移位，根部向唇侧移动，可能会卡在牙槽骨中。这很可能导致神经血管供应中断和牙周膜广泛损伤。同时还可能出现牙槽骨骨折（图34.1c）。

- 紧急治疗应在局部麻醉下进行，此时可用镊子或手指按压使根尖脱离并重新复位患牙。
- 弹性夹板应固定4周（表34.2）。
- 建议行软质食物，保持良好的口腔卫生，定期用氯己定漱口。
- 在治疗后1、2、6个月和1年对患牙进行临床和影像学检查，之后，每年复查一次，持续5年。复查对于确认血运重建至关重要，否则可能发生感染和快速的炎症吸收。根尖孔开放的牙齿中血运重建的表现包括：对牙髓活力测试有反应，牙根继续发育的影像学表现，以及可能发生牙髓闭塞。
- 在根尖孔已闭合的患牙中，若三个月后无牙髓反应，并伴有牙体变色和根尖周区域的影像学表现，表明牙髓坏死，需要进行根管治疗。

## 脱出性脱位

脱出性脱位累及牙周膜的部分或全部撕裂，导致牙齿冠向移位，可能伴随着一些侧向位移。但与侧方脱位不同，其牙槽骨保持完整（图34.1d）。治疗和随访与侧方脱位相同，不同之处在于因为没有牙槽骨骨折，夹板仅需要固定2周。

## 嵌入性脱位

该损伤类型为患牙嵌入牙槽窝内，伴有牙周膜广泛损伤和神经血管供应受损，同时还伴有牙槽骨挫伤和骨折（图34.1e）。治疗计划将取决于患牙根尖孔的发育程度和嵌入程度。

- 与正畸或外科手术重新复位比，待患牙自发性萌出并发症较少。但所需时间较长，并且需要密切观察。

• 如果几周后仍未发生任何移动，则必须开始进行正畸或外科手术重新复位，以防止患牙发生固连。

• 正畸牵出是最耗时、最昂贵的治疗方法，并且需要患者的合作。但当患者耽误治疗或自发性萌出失败时，此方法很有效。在严重的嵌入性病例中需要进行外科手术复位，最好是在外伤时牙周膜断裂后即刻进行手术。若行手术治疗，则应使用弹性夹板固定保持 4 周。

• 根尖孔闭合的牙齿血运重建的可能性较低，因此建议尽快进行根管治疗。

• 根尖孔开放的患牙应在治疗后 1 个月、2 个月、6 个月、1 年进行临床和影像学检查，之后每年复查一次，持续 5 年。血运重建失败并感染的患牙需要进行根管治疗，以防止炎症性牙根吸收。

表 34.1　每种类型的脱位性损伤的诊断要点

| | 牙震荡 | 半脱位 | 侧方脱位 | 脱出性脱位 | 嵌入性脱位 |
|---|---|---|---|---|---|
| 视诊 | 无移位 | 无移位 | 冠部常向腭侧移位 | 冠部伸长，咬合面低于邻牙 | 冠部变短，比邻牙咬合线高，嵌入严重时冠部不可见 |
| 动度 | 动度未增加 | 轻微活动 | 常不松动 | 动度明显增加 | 不动 |
| 叩诊 | 疼痛 | 疼痛 | 疼痛 | 疼痛 | 疼痛 |
| 牙髓活力测试 | 有反应 | 50% 最初有反应 | 除非位移很小，否则牙髓无反应 | 除非位移小，否则牙髓无反应 | 无反应 |
| 射线检查 | 牙在正常位置 | 牙在正常位置 | 牙周膜韧带增宽 | 根尖部牙周膜韧带增宽 | 牙周膜间隙可能在部分或全部牙齿周围缺失。牙骨质－牙釉质交界处的水平高于邻牙 |

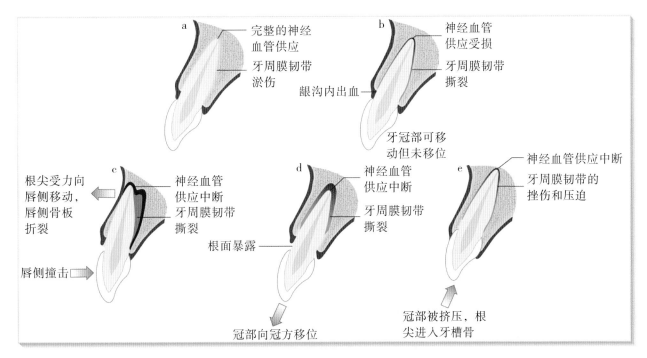

图 34.1　脱位损伤的类型。a. 牙震荡。b. 半脱位。c. 侧方脱位。d. 脱出性脱位。e. 嵌入性脱位

**表 34.2** 牙脱位的夹板固定时间

| 牙外伤 | 固定时间 |
| --- | --- |
| 半脱位 | 2 周（如有必要） |
| 侧方脱位 | 4 周 |
| 脱出 | 2 周 |
| 嵌入 | 4 周 |
| 根折 | 4 周（若在牙颈部折断则可能需要固定 4 个月） |
| 牙槽骨骨折 | 4 周 |

# 35 牙脱出的处理

当一颗牙齿完全脱离牙槽窝时，就会发生牙脱出。牙脱出会切断牙髓的神经血管供应，并撕裂整个牙周韧带。外层牙骨质暴露，极有可能发生干燥和细菌污染。

## 影响牙脱出预后的因素

恒牙脱位是少数需要立即治疗的牙科紧急情况之一。有几个因素影响牙齿的预后：

### 1. 牙齿从牙槽骨中脱出的时间

从牙脱出到牙重新植入在牙槽骨中的时间越短，预后越好。口外时间短会增加根尖孔开放的牙齿血运重建的机会，同时还降低了牙齿吸收的风险。

### 2. 牙齿的储存介质

干燥的牙齿会严重损坏有活力的牙骨质和牙周膜细胞。因此，如果无法立即将牙齿重新植入，则应将其放置在存储介质中。牛奶、唾液和生理盐水都是合适的，但是应该避免用纯水，因为水是低渗的，会导致细胞溶解，氯己定也应避免使用。

### 3. 夹板的固定技术和固定时间

建议弹性夹板固定 2 周。较长的夹板固定时间会增加替代吸收的风险。

### 4. 牙槽骨的状况

牙槽骨骨折的其他并发症增加了牙齿复位的难度，降低了牙齿的预后。

### 5. 牙根的发育阶段

根尖孔开放的牙齿有利于进行血运重建，但发生快速内部或外部炎症吸收或外部替代吸收的风险也相应较高。

虽然有不利影响因素使患牙的存活率较低，再植入仍是脱位恒牙的首选治疗方法。即使仅有一小部分病例成功，也值得尝试进行治疗。

牙脱位最常发生在 8~12 岁。如果缺少上切牙，尖牙的后续萌出会导致不恰当的牙齿移位和中心线偏移。即使重新植入的牙齿只能维持几年，其作为间隙保持器的作用也是无价的。这样就可以防止旷日持久的正畸治疗或佩戴可摘间隙保持器。

不能重新植入牙齿会导致严重的水平和垂直性牙齿松动，将来可能需要进行昂贵且预后不明确的颌骨手术。此外，牙齿的缺失会对患者（和其父母）造成心理压力。再植入可减轻当时的影响，并留出时间来计划未来的治疗方法。

## 通过电话提供紧急建议

应通过电话发出紧急指示，建议患者、其父母或其他在场人员：

- 找到牙齿，只抓住牙冠部分。

- 如果牙齿已脏污，应在流水下冲洗 10s，并尽可能将其放入牙槽骨中，并嘱患者咬住手帕以保持其位置。

- 如果不能再植入，则建议应置于适当的存储介质中，并建议患者立即就诊。

- 复位牙齿时必须保持术区清洁。必须进行临床和 X 线检查，以确保正确地重新复位了牙齿。

- 患牙应用弹性夹板固定 2 周，并开具抗生素处方，提供术后指导（图 35.1）。可以考虑转诊给牙体牙髓科医师。

- 根尖闭合的成熟牙齿不会发生血运重建，因此根管治疗应在外伤后 2 周内开始。

- 如果牙齿的根尖孔开放，应避免进行根管治疗，应使牙根继续发育。若血运重建失败则要进行根管治疗。

- 当出现疼痛、咬合痛、牙冠长期变色、肿胀或窦道或根尖周透射影的影像学以及根尖孔发育停止等症状和表现时都表明需要进行牙髓治疗。

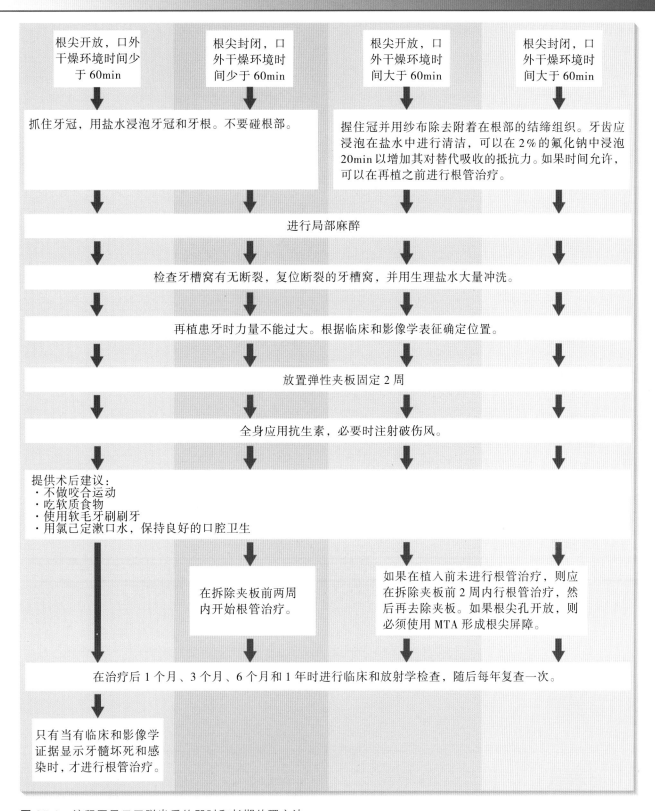

**图 35.1**　流程图显示牙脱出后的即时和长期处理方法

## 牙科手术中脱出牙的再植

如果患者的脱出牙为恒牙，则应遵循图 35.1 中的流程图。

## 抗生素的使用

牙脱出再植后建议全身性应用抗生素。虽然推荐使用四环素，例如多西环素，但在某些国家和地区，未满 12 岁禁用，阿莫西林是其替代品。

## 长期随访

如果再植入的牙齿发生内部或外部吸收，则可以考虑种植，但此方法仅适用于生长发育完成的患者（至少 22 岁）。因此，所有的努力必须集中在努力保存牙齿和牙槽骨，直到患者达到种植标准。

牙固连是牙骨质或牙本质与牙槽骨的病理融合（见 3 章）。它可以在青春期前突然发生，并可以改变局部牙槽骨的生长。这会导致牙齿明显下沉，并伴有相关的功能和美学缺陷。因此，必须对这些患者进行随访，如果发现有下沉，则应进行适当的转诊行截冠术，以使牙根埋入牙槽骨，维持牙槽骨形态。

# 风险管理

# 36  牙髓病的风险管理

牙髓病学是牙科领域被投诉最多和患者获得赔偿最多的领域。医疗机构可以通过遵循既定的程序指南和协议将赔偿最小化。牙医还必须确保他/她保持同期和准确的记录，记录所有谈话、建议和治疗。投诉和索赔通常与以下方面有关。

## 对疼痛原因的误诊

临床工作中，可能难以确定患者疼痛的原因，尤其是那些患有不可逆性牙髓炎的患者。因此，可能对错误的牙齿进行根管治疗。通过保存完整的历史记录和评估，包括所有相关的特殊测试，可以将这种风险最小化（见第4~7章）。根尖X线片必须具有较高的标准，并正确记录发现的结果。如果病史、检查和特殊检查不能清楚地确定疼痛的原因，则应推迟治疗直至疼痛定位。如果仍然存在不确定性，应转诊给专家。

## 近期引起牙髓炎的修复工作

进行了充填或间接修复的牙齿会发展为牙髓炎，因此需要进行牙髓治疗。这种意外的疼痛、额外的成本以及对新修复体的损坏会引起患者的极大不满，尤其是在未事先告知患者的情况下。因此，在进行大面积的填充或间接修复之前，应告知患者将来可能需要进行根管治疗的风险。

## 缺乏有关牙齿治疗方案选择的信息

为患者提供所有合适的治疗选择是十分重要的：根管治疗或再治疗，根尖手术或拔除并采用种植体，固定桥或义齿进行替换。为了使患者能够就其治疗做出明智的决定，应该讨论每种合适治疗方法的优缺点、大概的费用和生物学成本，以便患者对其治疗做出明智的选择。

## 没有提供建议或推荐给经验更丰富的医师

根管治疗是较难的治疗技术。病例的复杂程度各不相同，根管难以进入、硬化、严重弯曲和再治疗病例都增加了治疗难度。如果牙医认为病例超出他们的专业知识范围，则应告知患者可以选择转诊给专家。

## 治疗期间的并发症

即使由有经验的医师进行治疗，也会发生并发症。因此，必须在治疗前告知患者可能发生并发症的风险，且如果发生这种情况，应在治疗期间的适当时间告知患者。在进行牙髓治疗时，必须始终使用橡皮障，以防止患者吸入器械，摄入诸如次氯酸钠之类的溶液，并防止根管进一步受到细菌污染。出现投诉是由于以下并发症：

### 器械折断

器械由于弯曲或扭转疲劳而折断（见14章）。可以通过调节进入方向以改善对根管的直线进入，通过冲洗和润滑，按顺序使用锉将这种风险降到最低。如果使用旋转器械，则必须使用合适的带有减速机头的根管马达，并选择合适的扭矩和速度。器械折断不会自动导致治疗失败（图36.1），但必须进行适当的随访，临床医生也必须告知患者发生了器械分离。

### 穿 孔

根管治疗期间，穿孔可能会出现在各个位置（图36.2）。通过去除所有修复体以提高可见度，并调整进入根管的直线通道以降低穿孔的风险。穿孔的处理方法在17章中已介绍；穿孔后，建议转诊至专家。

### 次氯酸盐事故

必须小心使用次氯酸钠，以防止飞溅到患者

的衣服、皮肤或眼睛上。如果次氯酸钠被挤出根尖孔，患者会出现剧烈的疼痛、肿胀和出血。还可能导致窦道或下牙槽神经受损。尽管次氯酸盐发生的医疗事故很少见，但后果非常严重，因此应告知患者有这种可能性。21 章已经介绍了减少和处理这种并发症的方法。

### 根管欠填

牙根充填不到位或不紧密通常反映了根管系统的预备和消毒不佳，这都会增加治疗失败的风险。根管超填也伴有并发症（图 36.3a）和较低的成功率。如果对根管进行充分的消毒和密封，则预后仍然良好（图 36.3b）。在充填前，需要使用根尖定位仪和 X 线片确定正确的根管长度。银尖和树脂（36.3c~e）等材料未达到要求的标准，因此不再使用。任何未达到预期标准水平的结果及其影响均应与患者讨论。

## 治疗后牙折

经过根管治疗的牙齿易发生折断（见 26 章）。因此，应在治疗前告知患者，一旦充填完成并且症状缓解，就必须进行牙冠修复。可以在过渡期间放置带环或直接进行覆盖牙尖的修复，调整咬合以最大程度地减小施加在牙齿上的力，并提醒患者在咬合时注意。当患者在接受分次根管治疗的间隔期中也应给予类似的护理。

## 根管治疗失败

术前应告知患者根管治疗没有 100% 成功率。引用成功率反映医生本人的经验，因为没有经验的牙医的成功率与专科医生的成功率相差甚远。应当告知患者，他们需要参加随访以确保治愈。

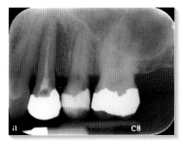 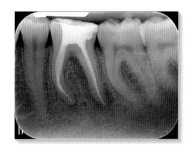

**图 36.1** a. 根尖 X 线片显示 24 根管中螺旋形根充器断裂。折断前未对根管进行消毒，封闭性差，导致顽固性慢性根尖周炎。b. 根尖 X 线片显示 36 的近中根有一根断裂的锉。在根尖部的器械折断前，根管已进行消毒，并且充填良好。因此，治疗很可能会成功

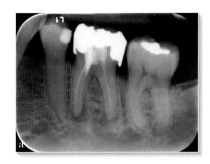 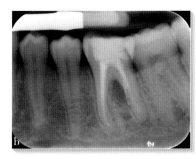 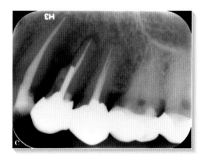

**图 36.2** a. X 线片显示在 36 入髓腔时出现穿孔，位于龈缘水平牙龈边缘穿孔。b. X 线片显示在对 36 远中根进行预备时发生的带状穿孔。c. X 线片显示在放置桩时，24 根面近中有穿孔

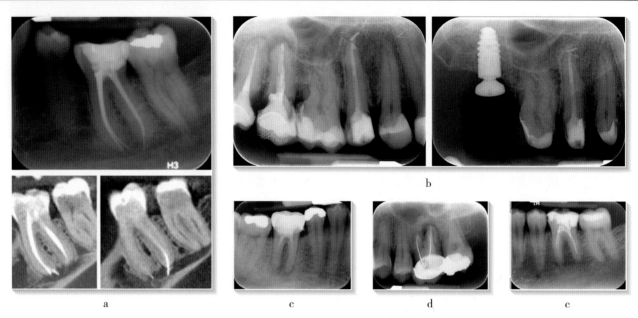

a

b

c

d

e

图 36.3　a. 根尖 X 线片显示 36 近中、远中根超填。患者随后在左唇和左下患牙周围出现疼痛和感觉异常。重建的 CBCT 图像显示根管充填终止于根尖孔外。b. 根尖 x 线片显示超填。但已对根管进行了彻底的消毒，并进行了充分的封闭。一年后复查显示该患者无症状，且根尖周愈合。c. 根尖 X 线片显示 46 根管充填短而不紧密，根尖区的近远中有暗影。d. 根尖 X 线片显示 26 的近中根和远中根间有银尖。e. 根尖 X 线片显示 36 用树脂粘接剂充填根管